INDICATIONS GÉNÉRALES

DES

EAUX DE CAUTERETS

INDICATIONS GÉNÉRALES

DES

EAUX DE CAUTERETS

(HAUTES-PYRÉNÉES)

PAR

LE DOCTEUR J. C. MOINET

MÉDECIN CONSULTANT AUX EAUX DE CAUTERETS,

ANCIEN MÉDECIN-MAJOR DE LA MARINE,

MEMBRE TITULAIRE DE LA SOCIÉTÉ D'ANTHROPOLOGIE DE PARIS, ETC.

CHEVALIER DE LA LÉGION D'HONNEUR, ETC.

PARIS

G. MASSON, ÉDITEUR

LIBRAIRE DE L'ACADÉMIE DE MÉDECINE

120, BOULEVARD SAINT-GERMAIN

1881

OUVRAGES DU MÊME AUTEUR

Du traumatisme chez l'Européen , dans les pays chauds. Montpellier , 1866 , chez Boëhm et fils. (S'adresser à l'auteur.)

Des indications particulières de l'eau de Mauhourat. Paris , 1874 chez G. Masson.

Des indications particulières de l'eau de la Raillère. Paris , 1875 chez G. Masson.

Des caisses d'épargne scolaires. Rochefort ; 1875 , chez Triaud et Guy. — Epuisé.

De la création de piscines publiques. Rochefort, 1875, chez Triaud et Guy. — Epuisé.

De l'organisation d'observatoires météorologiques dans la Charente Inférieure. Rochefort, 1876, chez Triaud et Guy. — Epuisé.

De la situation des ouvriers dans nos arsenaux maritimes. Rochefort 1876, chez Triaud et Guy. — Epuisé.

Projet de canal reliant la Loire à la Garonne et à la Charente Saintes, 1877, chez Loychon et Ribéraud. — Epuisé.

Des indications particulières de l'eau de César et des Espagnols Paris , 1877 , chez G. Masson.

De l'action physiologique des eaux de Cauterets. Paris , 1878, chez G. Masson , imprimerie Siret , à la Rochelle.

De l'organisation des sociétés de tir. Royan, 1878, chez V. Billaud (S'adresser à l'auteur.)

Des réformes à apporter dans la législation des eaux minérales Paris, 1878, chez Hennuyer. — Epuisé.

Des eaux sulfureuses de Cauterets (5me édition. in-16 de 576 pages) Paris, 1879, chez G. Masson.

Les eaux minérales des Pyrénées françaises. Ouvrage couronné par la Société de médecine de Toulouse dans sa séance du 11 ma 1879.

De l'action des eaux sulfureuses et notamment des eaux de Cauterets sur la phthisie pulmonaire. Paris, 1880, chez G. Masson.

INDICATIONS GÉNÉRALES

DES

EAUX DE CAUTERETS

CHAPITRE Ier

MALADIES AIGUËS

En général, au point de vue des indications physiologiques, on ne peut pas dire d'une manière affirmative que nos eaux sont plutôt indiquées dans tel cas que dans tel autre, parce que nous avons sous la main une variété de sources qui nous permet d'adapter le traitement aux différents tempéraments, aux différents âges, aux deux sexes à la fois, aux gens usés comme aux gens robustes, etc. Pourtant l'on peut ajouter que nos eaux les plus sédatives conviennent plus spécialement aux tempéraments nerveux, aux personnes passionnées, aux enfants et aux femmes ; que les eaux moyennes sont plus profitables aux personnes fatiguées par le travail mais dont la constitution n'est point encore usée, aux adolescents et aux vieillards ; que les eaux les plus fortes et les plus excitantes sont plutôt nécessaires aux malades dont le tempérament est lymphatique, la constitution ruinée, la chaleur normale abaissée.

Quant aux indications relatives à la maladie, elles sont en général faciles à préciser, parce que la tradition, l'observation de tous les jours et les travaux des médecins ont peu à peu dressé la nomenclature des affections qui peuvent être traitées par nos eaux. Il est, en effet, plusieurs catégories de maladies, si l'on considère l'état, la phase dans laquelle elles se présentent à nous : celles qui existent à l'état aigu, celles qui se montrent à l'état chronique, enfin celles qui sont à l'état latent, autrement dit les différentes imminences morbides. Si l'on examine les maladies au point de vue des appareils ou des tissus lésés, la classification ou plutôt l'énumération des familles nosologiques est moins facile à préciser. Nous allons faire quelques réflexions sur l'indication de nos eaux dans les maladies aiguës, dans les imminences morbides et dans les maladies chroniques.

Jusqu'à présent, tous les auteurs qui ont écrit sur les eaux minérales (et nous-même pendant un certain nombre d'années) ont pensé que nos eaux n'étaient applicables qu'au traitement des maladies chroniques ou des imminences morbides. Pendant la période aiguë de certaines affections, en effet, l'usage des eaux amène des troubles sérieux, quelquefois graves. Ainsi, le rhumatisme à l'état aigu sera exaspéré par l'emploi des eaux de César ou des Espagnols ; s'il est accompagné de fièvre, il faudra craindre des troubles cardiaques ou cérébraux, etc. Le catarrhe aigu des bronches , au lieu de guérir, subira une exacerbation. La goutte logée dans un pied ne fera que plus souffrir le malade s'il se traite par les eaux sulfureuses. Depuis que nous exerçons dans la station de Cauterets, nous avons pu nous convaincre, après avoir conféré avec beaucoup de nos confrères et avoir vu en effet ces résultats se produire , que la règle établie par nos prédécesseurs , d'une manière absolue , présente un assez grand nombre d'exceptions.

Nous avons pu nous convaincre que, chez certaines personnes, tel traitement amènera des accidents encore plus aigus qu'ils ne l'étaient, mais soulagera au contraire des douleurs et résoudra des fluxions chez certains autres. C'est donc au médecin de juger avec soin , avant d'instituer une méthode curative , les conditions particulières dans lesquelles se présentent et le malade et la maladie. Il est évident que si, pour traiter une bronchite aiguë, l'on veut prescrire des bains , des douches ou le humage mécanique et actif de Cauterets , on ne fera que précipiter le malade dans une crise épouvantable et même dans la mort ; mais si, au contraire, on se contente de lui administrer l'eau en boisson, si même on ne lui prescrit que l'inhalation passive de vapeurs sulfureuses, on arrivera à produire des effets résolutifs et sédatifs. Bien des fois il nous est arrivé de faire boire à des malades alités , pour des cas de ce genre , non pas des eaux hyperthermales et à forte minéralisation, mais des eaux déjà dégénérées en partie, comme celle du Rocher, ou des eaux à sulfuration modérée et à température moyenne, comme la Raillère, ou bien des eaux faibles et chaudes que nous laissions refroidir d'un certain nombre de degrés, comme l'eau de Mauhourat. Combien de fois n'avons-nous pas fait apporter dans la chambre de malades atteints de violents accès d'asthme plusieurs litres d'eau sulfureuse de César ! Cette eau, qu'on étalait dans des cuvettes placées sur le lit même du patient, les rideaux fermés, fournissait des vapeurs abondantes, dans lesquelles l'eau pouvait certainement jouer un rôle important comme émollient, dans lesquelles aussi l'hydrogène sulfuré et l'action de l'électricité n'étaient pas inutiles, puisque le soulagement se faisait sentir au bout d'un temps relativement court. Dans un assez grand nombre de cas, nous avons soigné au lit des goutteux et des rhumatisants au moyen de l'eau de Mauhourat en quantité variable et à température plus ou moins intense, selon que nous voulions obtenir une sudation abondante ou une diurèse copieuse, et le succès venait légitimer notre méthode.

Nous ne parlons ici que des maladies que nous voyons le plus communément à Cauterets ; mais nous pensons également que les eaux sulfureuses ont été beaucoup trop négligées, ainsi d'ailleurs que les autres eaux minérales, dans le traitement de certaines maladies aiguës qu'on n'observe pas dans nos stations. Si l'hydrogène sulfuré exerce une influence heureuse sur le système veineux abdominal et sur la fonction biliaire, si le traitement de la cachexie paludéenne invétérée se fait avec profit au moyen de nos eaux sulfureuses, pourquoi ces mêmes eaux ne seraient-elles pas employées pendant les évolutions de la fièvre intermittente à travers ses phases classiques? Au lieu de prescrire aux malades du vin chaud ou des tisanes excitantes pendant la période du frisson, pourquoi ne pas leur donner un ou plusieurs verres d'eau sulfureuse chauffée au bain-marie? Quelle crainte pourrait-on en concevoir? N'aurait-on pas du calorique pour pousser à la diaphorèse en ravivant les forces de l'économie? Aurait-on peur que l'action de l'élément sulfureux ne fût défavorable? Mais c'est un agent de la médication dépurative, puisqu'il agit sur la composition du sang et le dépouille d'une certaine quantité de principes excrémentitiels, lesquels sont rejetés par le foie avec la bile; mais c'est un médicament altérant, puisque introduit dans la circulation générale il exerce sur le sang une action désoxydante et antiphlogistique. Et les principes alcalins vous font-ils peur? Vous savez cependant qu'ils sont tous diurétiques et à ce titre, aussi, des agents dépurateurs.

Et dans les fièvres éruptives, l'eau sulfureuse n'aurait-elle pas, aussi bien que dans la bronchite catarrhale ou dans la fièvre intermittente, la propriété de pousser à la diaphorèse ou d'augmenter la sécrétion rénale, autrement dit de hâter d'une façon heureuse les mouvements critiques favorables, en même temps qu'elle s'adresserait à la lésion elle-même par les agents antizymotiques.

qu'elle contient ? N'en serait-il pas de même pour la classe importante des typhus et pour la fièvre typhoïde ? La fièvre puerpérale elle-même ne bénéficierait-elle pas d'un pareil traitement, les résultats seraient-ils nuls dans la fièvre purulente qui suit les grandes opérations ?

Ne voyons-nous pas, dans les stations où l'on traite les affections de poitrine, des malades abandonnés de tout le monde reprendre des forces, se cicatriser des plaies pulmonaires à large surface ? La fièvre elle-même, quoi qu'en puissent dire des médecins éminents, étrangers à nos sources, ou, pour être plus précis, étrangers à notre station de Cauterets, tombe peu à peu à mesure que le mouvement fluxionnaire local diminue et que le sang infecté par les produits de la suppuration interne revient à sa composition et à ses qualités normales. Si nos eaux ne doivent pas être considérées comme guérissant le tubercule, il n'en est pas moins vrai qu'en rétablissant l'harmonie de l'innervation, en dissipant les congestions qui affectent les tissus voisins et en cicatrisant les plaies produites par la fonte des points tuberculeux, elles restaurent franchement l'organisme et lui permettent de vivre encore longtemps. Si l'on ouvre les livres concernant cette matière, on voit que de tout temps les médecins hydrologistes ont constaté de pareils résultats et que la fièvre elle-même n'a pas toujours été pour eux une contre-indication de traitement par les eaux sulfureuses.

Nous pouvons ajouter que, loin de nos stations, on voit tous les jours des médecins administrer nos eaux

sulfureuses ou celles de Bonnes dans des cas semblables ;
l'hémoptysie elle-même n'est pas une contre-indication
absolue de leur emploi. Qu'on veuille bien nous per-
mettre ici une observation : nous ne partageons pas
l'opinion de M. Pidoux et de son école, lorsqu'ils décla-
rent que les eaux sulfureuses provoquent quelquefois des
hémoptysies et que ces hémoptysies sont un heureux
accident. Nous repoussons d'avance toute combinaison
de traitement qui sera susceptible d'amener ce résultat,
même quand l'hémoptysie est passive ; mais si un malade
nous arrive avec une disposition au crachement de sang,
nous tâchons justement de le soigner de façon à empê-
cher le renouvellement de cet accident, ce qui est bien
différent. Quoi qu'il en soit, l'acuité des symptômes,
pour la phthisie comme pour l'asthme, comme pour le
catarrhe simple des bronches, est loin d'être l'objet
d'une contre-indication absolue.

Et dans la classe si intéressante des névroses (névralgies rhumatismales, névralgies hystériques, etc.), ne
voyons-nous pas à chaque instant le succès couronner
les efforts du médecin hydropathe qui ose se servir sans
hésitation de la médication sulfureuse ? Ecoutez ce que
Camus disait de la Raillère, pour ne citer que lui parmi
nos prédécesseurs : « Aucune source ne produit sur l'organisme une aussi agréable influence ; les centres nerveux en ressentent l'impression comme celle d'une odeur
suave ; au lieu de réagir, ils se détendent ; la circulation
se ralentit, les oscillations vitales reprennent leur marche
accoutumée ; l'irritabilité redevient normale, les muscles

comme les viscères s'agitent sans malaise ni douleur; les sécrétions suspendues recommencent ; tout joue dans l'organisme d'une manière régulière et c'est par ce mécanisme , résultat de son heureuse combinaison , qu'elle produit parfois la résolution de maladies cruelles ». (1)

Ailleurs , il cite le cas d'une fille frêle et desséchée, qui éprouvait de vives douleurs aux entrailles et ressentait tour à tour une faim exagérée ou un dégoût absolu ; l'odeur du café, une contrariété quelconque lui causaient du hoquet , du tremblement nerveux , des convulsions. Nul remède ne l'avait soulagée : « La Raillère l'a guérie ». (2)

G. Astrié , dans son tableau des maladies traitées à diverses stations sulfureuses , au mot *névropathies ,* signale pour Barèges 32 succès et 32 insuccès, pour Cauterets 123 succès et 55 insuccès, pour Luchon 88 résultats favorables et 41 défavorables, pour Enghien 18 réussites contre 12 échecs , à Cambo 113 guérisons de gastro-entéralgie contre 19 etc. (3). Nos confrères de Cauterets et nous-même (4), nous avons mentionné dans nos livres la guérison de sciatiques aiguës, de lumbagos, de névralgies intercostales , etc.

Dans un autre ordre d'idées , il est convenu que la syphilis ne doit pas être traitée avant qu'un an pour le

---

(1) *Nouvelles réflexions sur les Eaux de Cauterets.* Auch, 1844.
(2) *Un mot encore sur la question* etc., page 49. Tarbes, 1856.
(3) *De la médication thermale sulfureuse appliquée.* Paris , 1852.
(4) *Des Eaux sulfureuses de Cauterets.* 1870.

moins se soit écoulé depuis l'apparition du chancre : hé ! bien, nous avons soigné plus d'un syphilitique atteint depuis une durée moindre de moitié. Non-seulement nous n'avons pas vu survenir d'accidents nouveaux ou s'aggraver les accidents du moment, mais bien au contraire les manifestations se sont atténuées à mesure que les eaux, aidées des mercuriaux, faisaient leur effet.

En résumé, nous pensons que le traitement par les eaux minérales, et notamment par les eaux sulfureuses, n'a pas encore été suffisamment étudié par le corps médical. Nous comprenons très-bien qu'avec une matière médicale extrêmement riche et des procédés thérapeutiques variés, tout médecin n'a que l'embarras du choix quand il est appelé à traiter une affection de cette nature et bien certainement nous ne ferons le procès à personne parce qu'on n'aura pas songé à employer les eaux minérales ; pourtant nous savons qu'il existe contre elles une sorte de préjugé, dont la responsabilité revient d'ailleurs aux médecins hydrologues : à force de ne recevoir dans les stations, thermales ou autres, que des malades atteints d'affections chroniques, ils ont fini par limiter la recommandation et plus tard l'indication des sources à la cure des maladies chroniques seules. Il convient de revenir sur de tels errements et de tenir meilleur compte de l'action de ces remèdes naturels, que nous trouvons souvent à profusion sous notre main et que l'exportation met d'ailleurs à notre disposition. Déjà les eaux purgatives, les eaux alcalines, etc., sont mises fréquemment en usage dans des cas de maladie aiguë, il serait bon de mettre fin à des préjugés, d'abandonner des préventions qui sont sans fondement, quand il s'agit d'eaux qu'on n'a point suffisamment étudiées et qui amènent des résultats souvent inappréciables.

Nous allons citer à l'appui des observations qui précèdent l'opinion d'un de nos confrères. On trouvera dans la *Gazette des Eaux* (1) une lettre extrêmement intéressante du docteur Papillaud. Cette lettre, dont nous allons citer les principaux passages, fait connaître des résultats remarquables :

« La médication par les eaux transportées n'est le plus souvent que le complément de la cure thermale, avec laquelle elle fait suite et se confond...... Pour notre part, nous employons avec succès depuis plus de vingt ans les eaux minérales dans la fièvre typhoïde et nous croyons qu'aucune autre médication ne peut donner de meilleurs résultats. Les eaux dont nous nous sommes à peu près exclusivement servi sont les eaux ferrugineuses et sulfureuses, que nous prescrivons aux malades en place de tisane, en leur recommandant d'en boire dans la mesure de leur soif et en prenant tantôt de l'une tantôt de l'autre, soit pure, soit édulcorée avec un sirop quelconque. » La fièvre typhoïde amenant chez les malades une hyposthénie et une anémie profondes, M. Papillaud ajoute une minime proportion d'un sel arsenical à l'eau ferrugineuse, afin d'unir au réparateur

---

(1) *Gazette des Eaux* du 12 décembre 1878.

par excellence des fluides et des solides de l'organisme, le fer, un modérateur de la circulation, un tempérant des combustions organiques, un agent qui retarde la dénutrition et remplit le rôle de médicament d'épargne, l'arsenic.

D'autre part, il administre à ses malades les eaux sulfureuses pour combattre le catarrhe des bronches qui devient si souvent une broncho-pneumonie et qu'on remarque dans les 8/10mes des cas ; selon M. Papillaud, ce sont des médicaments capables de prévenir cette complication ou de l'atténuer et de la guérir quand elle n'a pu être prévenue ; il emploie celles de ces eaux qui sont le plus digestibles et le mieux assimilables, comme celle de Challes, l'eau de la Raillère de Cauterets, l'eau de Bonnes ou celle de Labassère, et il déclare avoir obtenu de leur administration des résultats réellement satisfaisants.

« Dans nos premiers essais de cette médication, continue notre honorable confrère, nous entendions prescrire l'eau sulfureuse uniquement comme anti-catharrale ; mais, d'après la longue expérience que nous en avons faite, nous en sommes venu à admettre que son influence ne se borne pas à ce rôle étroit et qu'elle est beaucoup plus étendue et plus générale. D'abord, elle exerce sur l'organisme une action reconstituante, qui est commune à presque toutes les eaux minérales et qui contribue à la réparation des désordres intimes causés par l'intoxication typhoïde dans les liquides et les solides.

« De plus elle renferme, sinon tout formés, du moins

dans leurs principaux éléments, les sulfites et les hypo-
sulfites, préconisés comme neutralisants des fermentations pathologiques et que les médecins italiens, et à
leur tête le professeur Polli, emploient contre les maladies
infectieuses en général, contre la fièvre typhoïde en particulier. On sait, en effet, que le soufre et les sulfures
sont au premier rang parmi les parasiticides. Le professeur Borbosa, de Lisbonne, a publié un travail remarquable sur l'efficacité du soufre sublimé en topique contre
la diphthérie, efficacité que nous avons eu souvent l'occasion de vérifier. Le docteur Droixhe, d'Huy (Belgique),
recommande le sulfure de calcium comme préventif
contre les maladies infectieuses. Le docteur Fontaine
emploie avec succès ce médicament contre le croup.
Enfin le professeur Serres, l'un des parrains de la fièvre
entéro-mésentérique, traitait avec avantage cette pyrexie
par le sulfure noir de mercure. On est donc fondé à admettre que l'eau sulfureuse, non-seulement peut être un
remède contre le catarrhe de la fièvre typhoïde, mais
que de plus elle peut aussi posséder la propriété de
prévenir, d'arrêter ou de modifier les fermentations
pathologiques qui se produisent par le fait de cette
pyrexie. »

Ici, le docteur Papillaud indique sa méthode générale
de traitement contre la fièvre typhoïde. « Les eaux minérales, ajoute-t-il, trouvent leur place dans ce traitement
pour pourvoir à plusieurs indications importantes. Elles
concourent à la nutrition par leurs principes assimilables,
elles contribuent à réparer les pertes de l'organisme en

lui cédant leurs éléments minéralisateurs ; elles tempèrent, par l'introduction de leur partie liquide, de leurs gaz et de quelques-uns de leurs sels, les combustions pyrétiques ; enfin elles exercent quelques actions électives sur certains organes ou systèmes d'organes. Ainsi l'eau ferrugineuse régénère le sang et l'eau sulfureuse exerce une action spéciale sur les muqueuses, dont elle tarit les sécrétions catarrhales, en même temps qu'elle contribue à neutraliser les fermentations septiques. Nous avons vu des fébricitants dont la toux, après avoir résisté aux divers narcotiques employés pour la calmer, cédait rapidement à quelques verrées d'eau sulfureuse (1). Presque tous les malades que nous avons soumis à l'usage de cette eau en étaient venus à la boire, non-seulement avec plaisir, mais encore avec avidité, et ils déclaraient que, lorsqu'elle leur faisait défaut, il leur semblait que c'était un aliment qui leur manquait. »

En terminant sa lettre, M. Papillaud croit que l'application des eaux martiales et sulfureuses au traitement de la fièvre typhoïde lui est propre. Il semble résulter, en effet, de tout ce qu'on a écrit sur la fièvre typhoïde, au sujet de laquelle personne ne paraît avoir songé à cette méthode particulière, que notre honorable confrère en est l'initiateur. Ce n'est pas d'aujourd'hui seulement qu'il lui donne de la publicité ; il y a une vingtaine

---

(1) Combien de fois n'avons-nous pas constaté les mêmes effets dans notre station, non-seulement chez des malades sans fièvre, mais encore dans des cas de phlogose aiguë ou sub-aiguë !

d'années, il a fait connaître ce mode de traitement dans la *Gazette médicale de Paris*; il en a fait depuis le sujet de mémoires qui ont été adressés à des sociétés savantes et récompensés par elles ; « mais il n'y a rien d'étonnant, dit-il en finissant, à ce que cette innovation ait été peu remarquée, car il faut bien l'avouer la plupart des médecins ne pensent à recourir aux eaux minérales que pour se désintéresser de la cure de leurs clients. »

Nous sommes heureux que le hasard ait fait tomber cette remarquable lettre sous nos yeux, car elle vient donner un appui précieux à notre opinion personnelle et parce qu'elle a été rédigée par un médecin expérimenté, qu'aucun lien ne rattache à une station quelconque et qui livre au public le résumé d'un traitement institué et observé depuis plus de vingt ans. Puisse notre travail, en donnant à cette lettre une nouvelle occasion d'être connue, contribuer à répandre le droit d'antériorité de son auteur dans le traitement de la fièvre typhoïde par les eaux minéralses !

Nous souhaitons que M. Papillaud trouve des imitateurs qui, à leur tour, étendent encore davantage les indications de ces précieux agents. Quant à nous, nous avons traité deux cas de fièvre typhoïde par l'eau de la source des Œufs, de Cauterets, et par l'eau des Célestins, de Vichy, en alternant les prises des deux liquides, et nous avons vu, sous cette influence, la température diminuer et le délire cesser, alors que la médication par les purgatifs légers et le quinquina, qui nous réussissent dans le plus grand nombre des cas , tardaient à amender le caractère et à diminuer la durée de la maladie. Le docteur Théodore Desbrest a traité avantageusement , à diverses reprises , le choléra par les eaux gazeuses de Chateldon et d'autres praticiens ont employé diverses eaux à titre d'essai dans la fièvre typhoïde.

CHAPITRE II

IMMINENCES MORBIDES — DIATHÈSES

Nous venons de voir l'utilité que la Médecine pourrait trouver dans l'application des eaux minérales sulfureuses à certaines catégories de maladies aiguës. Nous allons maintenant présenter quelques observations touchant ces états particuliers qui précèdent les maladies chroniques et qu'on appelle prédisposition morbide et imminence morbide, termes dont la signification n'est pas la même et qui indiquent deux degrés, deux phases différentes de la tendance qu'éprouve l'organisme à être malade. La prédisposition morbide suppose, en effet, une longue préparation, qu'elle tire son origine de l'hérédité ou de faits personnels à l'individu, telles que les privations, les passions tristes, le dépérissement causé par des maladies antérieures, dont la guérison a été complète mais qui ont ébranlé l'économie pour longtemps et ont en quelque sorte changé le tempérament, les veilles prolongées, le défaut d'exercice, un régime trop confortable, des fatigues répétées, l'influence du froid et de la chaleur, les émanations des marais ou les effluves des grandes villes, etc., etc. L'imminence morbide est plus que la prédisposition, car celle-ci peut ne pas être suivie de la maladie, tandis que l'imminence morbide en est le premier degré et l'amène inévitablement.

Tous les ans, nous voyons arriver dans nos stations, à Cauterets particulièrement, un grand nombre d'individus pâles, bouffis ou amaigris, languissants, que la marche fatigue, qui ont perdu l'appétit, qui sont essouflés ou couverts de sueur au moindre effort, qui sont tourmentés par des pertes passives, par une innervation déréglée ou pervertie. Ces personnes sont bientôt ranimées par l'usage de nos eaux, par l'air pur, calme et aromatique de nos montagnes, qu'un exercice gradué et proportionné aux forces renaissantes seconde puissamment. Nos eaux assurent et complètent les effets des ferrugineux que les malades ont souvent pris sans résultat avant de venir et, quand il est besoin de les continuer, elles les font très bien supporter. Il est rare que ces divers états accidentels ne cèdent pas complètement. L'anémie, qui les résume tous, disparaît peu à peu et l'économie retrouve, en même temps que le remontement des forces, l'équilibre de toutes ses fonctions.

« Nos eaux, avons-nous dit ailleurs (1), produisent d'excellents résultats dans les longues convalescences, l'épuisement général, la stérilité par atonie des organes génitaux chez la femme, l'absence de désirs vénériens et

---

(1) *Des Eaux sulfureuses de Cauterets*, page 465.

certains cas d'impuissance chez l'homme, enfin la débilité chez les enfants délicats et chez les femmes exposées aux hémorrhagies passives. Dans presque tous les cas qui précèdent, on conseille tous les jours le fer, le quinquina, les vins généreux, les viandes rôties, etc. Mais la plupart du temps, ces moyens n'aboutissent pas à la guérison, parce que les organes de la digestion ne se prêtent pas du tout à l'assimilation des aliments et des remèdes employés. Les eaux thermales de Cauterets, en réveillant lentement et modérément les voies digestives endormies, en tonifiant l'épiderme, facilitent l'absorption des toniques fixes, réveillent l'appétit, s'opposent à ces transpirations abondantes que la moindre occasion provoque chez les gens faibles et épuisés. En vingt ou trente jours, on obtient des résultats incroyables. » Déjà ces faits avaient été signalés par d'autres médecins et notamment par Gigot-Suard, sans parler des autres praticiens qui les ont observés dans les diverses stations pyrénéennes.

Pour ce qui regarde la prédisposition provenant de l'hérédité et de l'imminence morbide qui peut en découler plus tard, il y a déjà longtemps aussi que les médecins des eaux ont remarqué et fait connaître au monde savant et au public combien et avec quel succès elles pouvaient être corrigées et enrayées par l'action des sources minérales et particulièrement par les thermales sulfureuses. Mais il faut rendre à César ce qui appartient à César : M. Pidoux est le seul qui ait traité la question d'une manière magistrale, non-seulement au point de vue de la médecine, mais encore sous le rapport sociologique.

Pour l'éminent collaborateur de Trousseau, il y a trois maladies chroniques capitales : la scrofule, l'arthritis et la syphilis , dont toutes les autres sont des dégénérations et qui peuvent descendre par des intermédiaires nombreux jusqu'aux maladies ultimes ou organiques. Quant à l'herpétisme, il le considère comme une dégénération et non pas comme une maladie chronique capitale, à cause de la variété infinie des formes, des siéges, des nuances, des transformations dont il est susceptible : par exemple, une multitude d'affections viscérales indéterminées, fusion des névroses, des névralgies, des congestions, des flux, des hémorrhagies, des phlegmasies, des hétéroplasies les plus diverses se rattachent à cette diathèse. D'autre part, la scrofule, l'arthritis et la syphilis engendrent des manifestations à la peau, qui s'appellent scrofulides, arthritides, syphylides, qui prennent les caractères assignés par M. Bazin aux herpétides. Pour M. Pidoux, l'herpétisme est donc une altération, un affaiblissement, un abâtardissement des trois maladies capitales, qui passent à l'état de maladies mixtes ou de transition (parmi lesquelles l'herpétisme est un exemple des plus intéressants).

Parmi les maladies ultimes qui proviennent des trois maladies chroniques capitales, la phthisie est celle qui attire spécialement l'attention de M. Pidoux , c'est elle qu'il veut guérir quand elle est apparue , c'est elle qu'il veut prévenir quand elle est annoncée par une prédisposition connue d'avance ou par une imminence morbide qui indique son apparition et ses évolutions prochaines. « La phthisie, dit-il, n'est pas une maladie qui commence, c'est une maladie qui finit (1). » Alors il esquisse à grands traits la physionomie des phthisiques qui sont sous l'empire de la scrofule, de l'arthritis et de la syphilis, et il discute le principe même, autrement dit la nature du tubercule. Pour lui, le tubercule n'est ni le résultat d'une infection virulente ni le produit d'un parasite étranger à l'économie et il repousse la théorie, la doctrine panspermiste, parce qu'elle ne satisfait point son esprit et qu'elle désarme la médecine ; il croit que les causes du tubercule sont en nous et il établit sa doctrine de la dégénération, qui est rationnelle et en même temps consolante, puisqu'elle permet au médecin, qui relève les forces et harmonise les synergies de l'organisme, de lutter contre un ennemi qu'il a des chances de vaincre ou de neutraliser. « La phthisie a besoin, pour naître, d'une faiblesse organique du poumon, d'une irritation nutritive constitutionnelle, avec défaut de résistance vitale, de vigueur plastique et réparatrice. Tout ce qui peut préparer cet état de pauvreté du blastème général, joint à cette inflammabilité destructive sans limites, mène prochainement à la consomption tuberculeuse des poumons. »

C'est sur la classe des gens préparés à cette maladie

---

(1) Pidoux : Rapport médical, pour 1873, à M. le ministre du commerce et de l'agriculture.

ultime et sur les meilleurs traitements primitifs à leur appliquer que M. Pidoux regarde comme très important d'appeler l'attention du corps médical. « La considération de l'hérédité ou bien le fait d'être né de parents phthisiques est certainement pour moi, dit-il, une raison grave de chercher à entraîner de bonne heure la santé des enfants dans une direction contraire ou anti-tuberculeuse, si j'ose parler ainsi ; mais ce n'est pas la seule. Il y a tant de phthisiques nés de parents qui ne le sont pas et ne le seront jamais, tant d'autres qui ne le sont pas et dont les parents l'étaient, que cette raison, que je veux bien placer au premier rang, en a d'autres à coté d'elle, dont l'ensemble n'a pas une moins grande valeur. Pour prévenir la phthisie tuberculeuse des poumons, il faut favoriser chez quelques enfants ou adolescents et exciter par nos eaux la formation d'un tempérament sanguin et nerveux capable de refouler sur le second plan un tempérament lymphatique dominant et tout prêt aux affections strumeuses. Chez d'autres, issus de parents arthritiques, à goutte usée, dégénérée, passant à l'herpétisme, à l'asthme, à de certaines névroses associées à des phlegmasies viscérales et à la faiblesse irritable, il faut remonter et soutenir, dans une ligne arthritique ou herpétique plus franche et plus ferme, des tempéraments morbides qui s'en écartent trop, s'affaiblissent et risquent d'aboutir à la tuberculose pulmonaire, dont leurs aïeux étaient pourtant aussi éloignés que possible. Dans cette catégorie de cas nombreux, rien n'est plus utile que de susciter ou de rappeler des maladies capables de faire encore antagonisme à la phthisie. Or, il en est beaucoup qui jouissent de cette propriété et qui préservent les individus, en attendant que, par d'heureux croisements ou par cet effort naturel qui tend constamment à ramener les organismes au type primitif, l'espèce retrouve sa vigueur et sa pureté. Les enfants qui naissent d'individus affectés de syphilis tertiaire, que les symptômes soient ou non appréciables, sont souvent entachés de vices constitutionnels qui ont plus de rapport avec la scrofule, le lymphatisme, le rachitisme, etc., qu'avec la syphilis elle-même. La phthisie pulmonaire clôt quelquefois, et plus souvent qu'on ne pense, la série des dégénérations successives de la syphilis, principalement et même presque exclusivement chez les descendants. Après l'iodure de potassium, les eaux sulfureuses sont le moyen thérapeutique le plus formellement indiqué, le plus reconstituant, le plus capable de résoudre ou de prévenir les lésions ultimes auxquelles la syphilis peut aboutir. Cette médication a aussi pour effet (comme elle l'a pour l'arthritis) de revivifier la syphilis, de régénérer en partie ses caractères plus spécifiques, les lésions secondaires de la peau par exemple, que l'on peut traiter en conséquence. Il est donc formellement indiqué d'employer cette médication énergique à la fin des syphilis constitutionnelles, à titre de cures préventives de beaucoup de dégénérations plus ou moins graves, de la tuberculose entre autres, qui peut être le terme dernier de ces altérations. »

M. Pidoux passe sous silence les phthisies qui ne proviennent pas de cause interne ou héréditaire , parce que c'est à cette classe que s'appliquent principalement , selon lui , les médications préventives par les eaux sulfureuses. On nous pardonnera de ne pas être tout à fait du même avis. Il est une autre forme de phthisie qui prend sa source dans la misère , dans les privations qui en sont la conséquence et dans les mauvaises habitudes qu'elle développe ; cette phthisie est tantôt individuelle et accidentelle et tantôt originelle ou héréditaire. Quelle que soit la provenance , l'origine de la disposition à la phthisie, et plus tard à l'imminence morbide qui en est en quelque sorte le prologue, il est du plus grand intérêt pour la société que le corps médical ne perde pas de vue une question aussi importante ; il importe même au plus haut degré que les hommes d'Etat de la France s'en emparent. On sait , en effet , que dans notre pays la population ne suit pas la même progression que dans les pays du Nord, par exemple, par diverses causes que nous ne pouvons même indiquer ici sans sortir de notre sujet; d'autre part , les pertes occasionnées par les dernières guerres ont privé la Patrie d'un grand nombre de soldats pour le temps de guerre , de travailleurs pour le temps de paix ; nos mœurs affinées nous poussent vers le goût des plaisirs , et les entraînements de la politique , en impressionnant vivement les esprits, s'opposent à l'équilibre fonctionnel de l'organisme chez un grand nombre d'individus. Si à ces maux on ajoute la négligence des questions les plus importantes de l'hygiène (non pas dans la théorie, mais dans la pratique), on comprendra que nous ne sommes pas près de reconquérir le terrain que nous perdons peu à peu vis-à-vis de nos voisins, au point de vue de la force nationale. La théorie médicale de M. Pideux, sur les conséquences sociologiques de laquelle il n'a pas assez insisté, est à la fois philosophique et scientifique : scientifiquement, elle présente un enchaînement de faits, d'observations et de déductions très logique ; philosophiquement, elle mène à la cure préventive des maladies constitutionnelles en voie de formation et par suite elle tend à préserver de maux certains une foule d'individus dont le pays utilisera plus tard les forces et l'activité.

Il est déjà très avantageux pour la France que nos eaux contribuent à guérir des maladies établies, mais il sera encore plus utile pour elle que ces mêmes eaux préviennent la maladie, l'empêchent de se former ; car perfectionner le type individuel en corrigeant ses débilités organiques, en le débarrassant des germes morbides, fléau des générations futures, vaut encore mieux que de lutter contre des lésions profondes, contre des désordres souvent insurmontables ; c'est réaliser une œuvre de premier ordre. Pour arriver à ce résultat avec chance de succès, c'est sur l'enfance surtout qu'il faut agir.

Avec la gymnastique, le traitement par les eaux minérales est le premier et le plus puissant moyen qu'on puisse employer contre les tendances diathésiques de l'enfance. Les meilleures, les plus sûres et les plus efficaces sont les eaux de la mer (les résultats obtenus à

Berck en sont la preuve), les eaux chlorurées sodiques du continent et les eaux sulfureuses. M. Pidoux a insisté d'une façon toute spéciale sur l'efficacité des Eaux-Bonnes en pareil cas : cela se conçoit, puisqu'il y exerce la profession médicale depuis longtemps ; mais le savant auteur du rapport dont nous avons donné plus haut l'analyse succincte, aurait pu regarder au-delà du bureau d'octroi des Eaux-Bonnes et il aurait compris qu'un médecin ayant sa réputation ne devait pas écrire les lignes qui suivent : « Les Eaux-Bonnes ont la double sulfuration ; elles sont sulfurées sodiques, comme les autres eaux de la chaîne des Pyrénées, et sulfurées caciques, d'après les analyses de Filhol et de Garrigou. Plus pénétrantes et plus intimes par la première de ces sulfurations (la sodique), elles deviennent plus fines et plus stables par la deuxième (la calcique) ; c'est là la raison chimique de leur spécialité et de leur longue portée ». M. le docteur J. M. Byrnos fait remarquer avec raison que le sulfure de calcium n'existe qu'à l'état de traces dans les Eaux-Bonnes et que tous les chimistes les appellent sulfurées sodiques, et il se demande comment dès lors des traces d'un principe minéralisateur quelconque peuvent imprimer à une eau minérale des propriétés assez importantes pour la faire différencier, par ce seul fait, de toutes les autres sources ses congénères (1).

---

(1) *Journal d'hygiène* du 12 décembre 1878.

Non, non ! Il ne faut pas faire de pareilles distinctions..... Quand l'intérêt de l'Etat et les principes de la
science sont en jeu, il convient de regarder au-delà des
limites qui ferment une ville d'eaux, il faut reconnaître
largement et carrément que toutes les eaux similaires
remplissent les mêmes conditions, offrent les mêmes
ressources. Si nous voulions faire valoir contre les Eaux-
Bonnes telle ou telle station, nous aurions beau jeu,
mais nous trouvons qu'en pareille matière l'esprit de
clocher ne mène qu'au ridicule. Partout, dans nos stations sulfureuses, nous avons obtenu les mêmes résultats
que M. Pidoux aux Eaux-Bonnes.

En résumé, dirons-nous avec le docteur Planat,
« prendre des enfants chétifs et en faire des hommes
vigoureux et sains, tel est le fond du programme à suivre,
à moins que la France, trop insoucieuse de son avenir
ou trop confiante en sa vitalité, ne préfère s'exposer
sans réagir aux causes logiques des dégénérescences.
Espérons, au contraire, qu'en vertu du sens pratique
dont elle a déjà donné des preuves, notre nation saura
utiliser à son profit les immenses ressources que la nature a prodiguées sous sa main, que les avertissements
des hommes spéciaux sur sa situation ne resteront pas
sans écho ; enfin qu'elle saura, au point de vue du succès, se préserver de l'esprit de scepticisme, dont une
dissolution progressive serait le corollaire obligé » (1).

---

(1) *Nice médical.*

Il serait bon, il serait urgent qu'on établît chez nous la réforme du service sanitaire et l'organisation d'un ministère de la santé publique. Discutée à Paris, puis à Pise, cette question a fait, au congrès d'automne tenu à Stafford en 1878, l'objet d'une importante séance dont les conclusions ont été soumises au chef du cabinet anglais. Espérons que ce projet, à la réalisation duquel beaucoup de français commencent à se rallier, sera bien accueilli par les hommes d'Etat qui nous gouvernent.

CHAPITRE III

MALADIES CHRONIQUES

Depuis quelques années , nous voyons venir à Cauterets un très grand nombre de personnes qui ont recours
à nos eaux pour corriger des dispositions morbides, pour
arrêter une imminense morbide ; mais auparavant on
rencontrait plutôt des personnes atteintes de maladies
chroniques déjà établies et plus ou moins avancées dans
leur marche. Cette composition presque exclusive de la
population des baigneurs ne pouvait s'expliquer que par
ce fait : les médecins des eaux insistaient, dans tous
leurs discours et tous leurs écrits , sur l'efficacité des
sources contre les maladies chroniques et ne parlaient
jamais ou presque jamais des maladies aiguës ou des
maladies que l'on a le droit de prévoir et de craindre. Il
n'en est pas moins vrai que le nombre des affections
chroniques l'emporte toujours chez nous, et de beaucoup,
sur les états intermédiaires entre la santé et la maladie
que l'on appelle imminences morbides. Il faut l'avouer ,
l'action des eaux est très nette et très efficace contre ces
états intermédiaires , plus réelle et d'une portée plus

lointaine que contre les maladies chroniques déclarées, à tel point que M. Pidoux a pu dire : « Je suis convaincu qu'aux Eaux-Bonnes la thérapeutique thermale pourrait être plus utile en prévenant qu'en guérissant. » Les effets ainsi obtenus se comprennent parfaitement : si les maladies chroniques sont constitutionnelles et héréditaires et par suite peuvent exister à l'état latent et insensible quoique réel, sans symptômes proprement dits, il en résulte, comme le prouve la pratique de tous les médecins qui exercent dans les stations sulfureuses, qu'elles sont plus susceptibles d'être modifiées salutairement dans cet état que lorsqu'elles se sont déjà traduites par des altérations sensibles et des symptômes.

Dans les maladies chroniques établies, nos eaux ont néanmoins une action profonde, qui se comporte diversement selon les sources ordonnées et le mode de traitement institué. Nos sources sont excitantes, toniques, toni-sédatives, elles influent différemment sur l'organisme selon l'appareil par lequel elles sont absorbées. Dans certains cas, il faut agir en imprimant aux maladies chroniques un état légèrement aigu, qui réveille les organes engourdis, augmente les sécrétions et favorise les crises salutaires. Cette excitation, cette stimulation, lorsqu'elle est lente et modérée, guérit les maladies opiniâtres ; mais trop forte, elles les exaspère, elle ranime les inflammations latentes et elle hâte les progrès des dégénérescences organiques. C'est surtout dans des stations comme la nôtre, où l'on trouve dès sources si nombreuses et si variées dans leurs effets, qu'on peut étudier d'une manière large et complète la marche des maladies. A chaque instant, on y constate l'existence de quelque diathèse qui les produit ou les entretient. « L'excitation thermo-minérale met en saillie, fait apparaître leurs manifestations caractéristiques, accuse leur expression encore indécise, substitue l'état réel à l'état virtuel, puis guérit quelques-unes d'entre elles, qu'elle agisse seule ou qu'elle soit associée à des altérants, comme l'iode ou le mercure. Dans un grand nombre de cas, l'action puissante des eaux est d'autant plus manifeste que la plupart des malades ont été soumis à des traitements énergiques » (1). Dans d'autres circonstances, par exemple dans les maladies qui se présentent à nous avec un caractère de sub-acuité (bronchite catarrhale), de congestion active (rhumatisme articulaire, phthisie hémoptoïque), dans celles où l'éréthisme nerveux l'emporte sur les autres symptômes (hystérie, catarrhe de la vessie, névralgie), ce n'est plus la stimulation que l'on cherche, c'est l'apaisement ; et alors, si le médecin a porté un diagnostic précis, s'il a su accommoder le traitement au malade et à la maladie , il arrive à des résultats souvent inattendus, car il n'obtient pas seulement la cessation de la douleur et de l'état sub-inflammatoire, la résolution du point congestionné, il en vient à guérir la maladie elle-même dans ses manifestations habituelles.

Comme on le voit, par la double médication stimulante

---

(1) G. Astrié ; ouvrage cité.

ou contro-stimulante, on obtient de nos eaux des effets absolument différents au point de vue du mécanisme qui met en jeu l'économie, mais on arrive à un résultat commun, le retour à la santé. Dans une maladie chronique localisée il y a, outre le fond morbide général diathésique qui tend à modifier plus ou moins l'ensemble de l'organisme, une influence directe de l'altération fonctionnelle de l'organe souffrant sur les autres fonctions, et cela en dehors des sympathies nerveuses générales. Cette solidarité fonctionnelle s'opère, se transmet par les actions réflexes ; elle explique comment, en modifiant les fonctions d'un organe, (la peau, les poumons, les reins), on peut agir sur celles d'un autre, le foie par exemple ; elle prouve qu'il ne faut pas négliger le traitement local, même alors que l'on a affaire à une maladie généralisée, diathésique, et que de plus il faut le modifier suivant l'organe affecté. Cette méthode, l'utilisation de cette solidarité fonctionnelle, est un des modes de la médication substitutive. Tout le monde sait quelles relations fonctionnelles existent entre les poumons, le cœur et le foie, entre l'estomac et la matrice, entre cette dernière et l'appareil respiratoire, entre le système de la veine-porte et le cerveau, etc. Nous n'insisterons pas sur ce sujet, mais nous retiendrons le fait général, c'est-à-dire la solidarité fonctionnelle.

Nous allons aborder maintenant les diverses maladies chroniques dans lesquelles les eaux sulfureuses et particulièrement celles de Cauterets, sont indiquées. Quoique leur action soit surtout remarquable dans les affections de l'appareil respiratoire, nous allons commencer notre revue dans un ordre différent. Il nous paraît logique d'adopter la filière des dégénérations établie par M. Pidoux et de dire tout d'abord comment nos eaux agissent dans les trois maladies chroniques capitales, puis quels résultats elles procurent dans le]traitement des maladies chroniques mixtes, enfin quel bénéfices on en peut retirer en soignant les maladies ultimes, comme la phthisie. Nous reviendrons, s'il le faut, sur les maladies chroniques qui ont leur siège dans certains viscères importants ou sur certains tissus.

Diathèse scrofuleuse. — Nos eaux agissent dans la scrofule d'une manière assez active, que cette diathèse ne se traduise encore que par les signes généraux dont l'ensemble a reçu le nom de lymphatisme ou qu'elle présente déjà les symptômes graves et complexes qui en font une des plaies de l'humanité. Elles modifient profondément l'organisme, avons-nous dit déjà dans ce travail. Aussi n'est-il pas étonnant qu'elles amendent une maladie constitutionnelle qui appauvrit le sang et désorganise peu à peu les tissus. Elles contribuent à régulariser le travail de la digestion et favorisent l'assimilation des aliments, elles relèvent le système nerveux, rétablissent l'hématose, amènent la déplétion humorale et stimulent les organes qui servent à éliminer les déchets de la maladie, en un mot, elles refont la constitution et le tempérament. Il résulte de cette action générale nonseulement une restauration de la matière vivante, mais encore une diminution dans le nombre et dans la gravité des manifestations locales de la diathèse, ainsi que l'amendement ou la guérison des troubles organiques limités à telle ou telle partie du corps « Que certaines manifestations de la maladie, les engorgements ganglionnaires par exemple naissent le plus souvent, comme le veulent les professeurs Velpeau et Piorry, sous l'influence d'une irritation locale, je ne le conteste point, disait Grisolle (1); mais cette adénite qui serait passagère et peu grave chez un sujet bien portant, recevra de l'état général du sujet, de la diathèse en un mot, des caractères nouveaux, comme vous verrez sous la même influence une arthrite traumatique dégénérer en tumeur blanche, la moindre contusion amener une carie osseuse, etc; lésions diverses par leur siège comme par leurs produits et qui toutes naissent le plus souvent sans cause extérieure évidente. » C'est justement par le même mécanisme que la guérison arrive, comme le mal avait pu se produire.

Mais si le traitement général fait réaliser de pareils bénéfices, le traitement local lui-même n'est point indifférent et l'on peut, à l'aide de divers procédés balnéaires et hydrothérapiques, employés seuls ou combinés diversement, produire la résolution rapide et complète de tumeurs ganglionnaires, d'arthrites scrofuleuses, d'inflammations chroniques portant sur les muqueuses ou sur la peau.

---

(1) Thèse pour un concours à la chaire de pathologie médicale : des Diathèses, page 36 ; Paris, 1851,

C'est dans les manifestations superficielles de la diathèse que nos eaux ont le plus de succès. Elles réussissent admirablement dans le catarrhe des bronches et
dans la bronchite profonde , dans les coryzas accompagnés ou non d'ulcérations , dans les éruptions vésicu-
leuses des muqueuses et l'hypertrophie glanduleuse de
ces membranes , dans les scrofulides , qui surgissent du
côté de la peau. Elles contribuent à guérir les pertes
blanches qui fatiguent tant les femmes lymphatiques et ,
par là même , elles régularisent la venue et la durée du
flux menstruel et contribuent même à arrêter les progrès de désordres graves du côté des poumons. Nous les
avons vues amener rapidement la résolution d'amygda-
lites énormes, que nous appellerons à répétition, à cause
de la fréquence de leurs récidives.

Leur influence est moins marquée dans les manifestations profondes ; cependant nous les avons vues guérir
ou amender des accidents graves , par exemple des cas
de tumeur articulaire et des plaies de mauvaise nature
affectant la forme ulcéreuse habituelle à la scrofule.
Pour nous, ces manifestations profondes seraient certainement mieux et avec plus de succès traitées par les
eaux mixtes (chlorurées et sulfureuses) ou par l'eau de
mer ; cependant nous devons déclarer que les eaux sulfureuses peuvent faire face à des indications assez nombreuses dans cette catégorie de manifestations , employées seules ou corroborées par l'action de médicaments spéciaux, tels que le fer, le sel marin, les iodures,
ou alternées avec les bains de mer.

Tous ceux qui ont écrit sur ce sujet admettent justement que c'est surtout dans l'enfance que le traitement hydrothermal de la scrofule a le plus de chances de succès et M. Pidoux, dans le rapport que nous avons précédemment analysé, recommande cet âge pour prévenir plus sûrement par la cure sulfureuse les dégénérations diathésiques qui mènent les scrofuleux à la phthisie. L'enfance prête mieux que les autres âges aux transformations de la matière organique.

Le traitement doit être répété et prolongé, car, si l'on peut compter sur des effets immédiats, il faut surtout s'attendre à des effets ultérieurs et l'amélioration est plutôt tardive que subite. En tous cas, les sources de Cauterets permettent au médecin d'entreprendre la cure des manifestations diathésiques fortes ou faibles, quel que soit l'âge ou le tempérament des malades.

Diathèse arthritique. — Le rhumatisme et la goutte, qui semblent deux maladies différentes, présentent une connexité, une parenté telle qu'un grand nombre d'auteurs en font deux expressions de la même diathèse : l'arthritisme. En effet, la goutte succède souvent au rhumatisme en le faisant passer par un état intermédiaire appelé rhumatisme goutteux ou par la gravelle urique. Les deux maladies aboutissent d'ailleurs à des résultats semblables , à mesure qu'elles dégénèrent : dyspepsie , asthme , hémorrhoïdes , herpétisme (arthritides de Bazin) , enfin phthisie.

1· *Rhumatismes.* — Les formes variées du rhumatisme, sa nature habituellement chronique, sa tendance à passer à cet état quand il a débuté par l'acuité, sa spontanéité, sa morbilité en font une affection diathésique caractérisée par la pléthore séreuse, l'asthénie des appareils excréteurs cutané et muqueux, l'atonie nerveuse, le défaut de résistance vitale régulière et l'impressionnabilité vive de la peau à l'influence du froid et du chaud sans tendance réactionnelle immédiate ou suffisante. On conçoit que les eaux de Cauterets agissent sur cette affection, puisqu'elles remontent l'organisme, le font réagir contre les influences du dehors et facilitent les réactions vers la peau, grâce à leur thermalité et à leur principal élément minéral, le soufre. Nos fontaines les plus thermales et les plus sulfureuses conviennent aux tempéraments mous et sans réaction, au rhumatisme à forme indolente, aux gonflements articulaires fixes et pâteux ; les sources moins chaudes et moins minérales conviennent plus particulièrement aux poussées sub-aiguës et même aiguës (sous forme de boisson, de vapeur et d'inhalation), ainsi qu'aux tempéraments nerveux et irritables. Les névralgies rhumatismales, les rétractions musculaires, les coxalgies, etc. sont parfaitement guéries à Cauterets. Nous avons en outre guéri plus d'une fois le rhumatisme métastatique de l'uréthrite, qui ne se rencontre que chez des individus diathésiques.

Le rhumatisme musculaire est promptement effacé par les douches à forte pression, tempérées et surtout chaudes.

Pour être traité avantageusement, le rhumatisme articulaire à forme chronique et à manifestations locales doit se présenter sans aucune trace d'acuité ; mais, comme nous l'avons dit tout-à-l'heure, on en peut venir à bout même quand il est sub-aigu ou aigu. D'ailleurs une suspension provisoire de la médication thermale suffit souvent, quand on n'ose traiter ces cas par nos eaux, pour arrêter cette poussée et l'on peut reprendre le traitement sans hésitation. Quelquefois ces poussées sont causées par un traitement mal organisé ; il convient alors de le remplacer par un autre, plus rationnel.

Si le rhumatisme se présente avec tous les caractères de la chronicité, on peut dès l'abord employer les douches tempérées, puis des douches un peu chaudes, et faire boire quatre ou cinq verres d'une eau appropriée au tempérament du malade. Si le malade est susceptible et qu'il soit sujet à rechûtes, il vaut mieux commencer par les bains tempérés, puis un peu chauds (35° à 37°), qui le préparent à un traitement plus actif. Dans le rhumatisme généralisé, passé à la forme chronique, il faut être très prudent, car l'on peut réveiller la diathèse elle-même et lui donner occasion de se manifester par de la fièvre et des manifestations sur les viscères ou plutôt sur leurs enveloppes. Mais, quand on est bien fixé sur le cas qui s'offre, il ne faut pas hésiter : on doit chercher à relever les fonctions en général et ouvrir en même temps une porte de sortie à la diathèse, c'est-à-dire tâcher de produire un mouvement critique favorable (urination, sudation, manifestation herpétique). Dans ces circonstances, le traitement externe et le traitement interne doivent

être combinés avec tact , parceque réveiller un gonfle-
ment articulaire dans un membre , c'est risquer de
mettre le feu aux poudres par extension du particulier
au général ; et, d'autre part , exciter l'organisme au lieu
de chercher à produire une substitution, c'est risquer de
provoquer de suite une fièvre rhumatismale.

En ce qui concerne le rhumatisme diathésique de l'en-
docarde et du péricarde, nous déclarons, à l'encontre de
quelques-uns de nos confrères, que les eaux de Cauterets le guérissent parfaitement. Nous en avons soigné
particulièrement plusieurs cas, dans lesquels la réussite
a été générale et complète. Il en est de même de certaines formes de rhumatismes portant sur la plèvre
diaphragmatique que l'on prend pour une angine de
de poitrine d'origine différente. En pareille circonstance,
le traitement doit être commencé avec mesure et devenir
graduellement énergique. Le procédé de la sudation et
celui de la durèse peuvent être appliqués dans une égale
mesure au rhumatisme qui a porté sur les synoviales,
mais il n'en est pas de même pour celui qui s'est ma-
nifesté dans les séreuses viscérales : en pareil cas ,
la médication diurétique convient seule. On doit donc
prescrire les eaux les plus diurétiques et les moins
sulfureuses de la station , à diverses températures, selon
le moment de la cure thermale ; on doit donc aussi
prescrire des procédés hydrothérapiques modérés dans
leur action.

Lorsque l'arthritisme à forme rhumatismale commence à dégénérer et s'accompagne de manifestations

herpétiques , nos eaux fortes sont mieux indiquées que nos eaux faibles ; comme le dit avec raison M. Pidoux , au lieu de laisser la diathèse dégénérer successivement jusqu'à la phthisie , il vaut mieux la réveiller avec ses caractères primitifs ou avec l'un de ces caractères.

2° *Goutte.* — La goutte, seconde manière d'être de l'arthritisme, est également justiciable de nos eaux dans certains cas, non pas dans tous, tant s'en faut. Cette maladie a, comme on le sait, des chances assez variées, auxquelles répondent dans la pratique curative diverses eaux minérales. « Le médecin prudent, dit M. Pidoux, ne traite la goutte ni par des méthodes trop débilitantes ni par des eaux trop altérantes. Il n'emploie celles-ci qu'avec circonspection, ne cherchant qu'à atténuer les manifestations trop violentes de l'arthritis. Il n'attaque pas des productions lithiasiques dans l'organisme comme dans un vase inerte ou comme si elles étaient la goutte elle-même. Il se garde bien aussi de traiter les dermatoses arthritiques ou arthritides comme si elles étaient la goutte primitive à la peau ou comme une expression aussi franche de cette diathèse que la podagre ou la colique néphrétique calculeuse. La thérapeutique de l'asthme et des catarrhes dits goutteux, que je regarde comme des manifestations affaiblies et dégénérées du même ordre, et d'un ordre plus dégénéré encore que les arthritides, n'est pas la thérapeutique de la goutte régulière. Il sent que ces affections sont déjà sur la pente régressive et il veut conserver à l'organisme la somme de ses forces » (1).

Les eaux bicarbonatées, dont on a tant abusé et qui engendrent la cachexie alcaline, si l'on peut employer ce terme, ne conviennent qu'aux gens sanguins et irritables, tandis qu'elles ne conviennent plus aux gens à tempérament débile ; la goutte usée se trouve mal des alcalins, tandis que la goutte active s'en trouve bien. Les excès du traitement alcalin font vite passer l'arthritis par les diathèses mixtes et la poussent quelquefois jusqu'à la phthisie, c'est-à-dire au dernier degré de ses dégénérations. Les eaux sulfureuses sont stimulantes et, par ce seul fait, elles sont indiquées dans les manifestations torpides de la goutte et chez les goutteux lymphatiques ou débilités, soit par des excès, soit par les atteintes de la diathèse elle-même. Nos eaux chaudes et moyennement sulfurées conviennent particulièrement à cet état, comme celle de Mauhourat à l'intérieur, du Pré et des Œufs à l'extérieur ; tandis que les eaux comme le Petit Saint-Sauveur, le Rocher et le Bois s'adressent plus particulièrement aux malades à tempérament nerveux et irritable. La dyspepsie goutteuse est souvent traitée par l'eau de Mauhourat, mais quelquefois cette source échoue et l'on voit des fontaines comme la Raillère produire en pareil cas des résultats inespérés : c'est justement chez les gens nerveux dont l'estomac est douloureux que la

---

(1) Pidoux : ouvrage cité, page 30.

Raillère produit de ces effets. Dans les cas de gravelle urique, c'est Mauhourat qui l'emporte sur ses congénères, de l'avis de tous les médecins qui exercent à Cauterets. Il est des cas où l'association des eaux sulfureuses prises aux fontaines et de l'eau de Vichy prise à table peut rendre des services signalés : c'est par exemple dans les dyspepsies accompagnées d'aigreurs très intenses que l'on obtient des succès de ce genre.

Quand la goutte et la scrofule se trouvent réunies sur le même terrain organique, les eaux à base de chlorure de sodium peuvent être prescrites seules , mais elles peuvent aussi être administrées concurremment avec les eaux sulfureuses. Quand c'est avec la syphilis et l'herpétisme que la goutte est fusionnée, les sulfureuses fortes sont seules indiquées. D'après M. Lambron, quand la syphilis complique l'arthritisme , elle contrarie le traitement de cette dernière, dont l'amélioration ou la guérison ne peut commencer qu'après l'amendement ou la curation de la syphilis : nous avouons avoir été témoin plusieurs fois de pareils faits, par conséquent nous donnons pleinement raison à notre confrère.

En résumé, la médication par nos eaux sulfo-alcalines active les dépurations cutanée et urinaire et rétablit les fonctions digestives ; en outre , comme elle peut être appliquée et supportée pendant plus longtemps , elle favorise la dissolution des produits goutteux ; elle soulage et elle régularise les manifestations secondaires de l'arthritis ; dans certains cas , elle sert à réveiller des manifestations sur les articulations, c'est-à-dire à rendre à la goutte son caractère vigoureux primitif, quand on voit le malade menacé de cachexie ou de maladies dites de dégénération. En pareil cas, nos eaux peuvent et doivent être employées énergiquement.

Syphilis. — Les eaux de Cauterets ne guérissent pas la syphilis quand on les administre seules ; elles font au contraire apparaître quelquefois ses manifestations. Mais, si elles ne possèdent pas cette propriété spécifique , il n'en est pas moins vrai qu'elles rendent chaque jour d'immenses services aux malades affectés de cette terrible diathèse , la troisième des maladies chroniques capitales de M. Pidoux. Bien souvent , en effet , nous voyons des malades que les mercuriaux ni les composés iodiques n'ont pu guérir et qui trouvent près de nos sources une amélioration notable , une guérison véritable. Nous en voyons d'autres que les traitements spécifiques finissaient par rendre très malades et qui trouvent le salut dans la médication sulfureuse. Dans l'une et l'autre de ces con-ditions , elles produisent un véritable remontement de l'organisme , qui devient alors capable d'absorber et d'éliminer le médicament spécifique, autrement dit donne à ce médicament toute sa valeur thérapeutique et en fait un agent curateur. Il en est de même dans les cas où la syphilis a commencé ses dégénérations et passé par exemple aux manifestations herpétiques secondaires ou tertiaires , contre lesquelles l'arsenic est quelquefois employé.

Ces dernières remarques nous amènent tout naturellement à parler de l'intoxication par le mercure et par l'arsenic. M. Fontan pense que les eaux sulfureuses qui contiennent du sulfite et de l'hyposulfite tout formés sont préférables à celles qui contiennent un sulfure, dont la transformation en sulfite dans l'économie constitue une cause de l'amoindrissement de l'hématose qu'il est peut-être important d'éviter; le sulfite et l'hyposulfite de soude, le sulfure de sodium également, exerceraient d'après quelques médecins une action fluidifiante sur les matières mucoïdes et albuminoïdes, ils fluidifieraient le sang tout en conservant les formes et les propriétés de ses globules, ils dissoudraient enfin dans l'albumine de l'œuf et dans le sang le précipité albumino-mercuriel que tend à former le bi-chlorure de mereure dans l'in-toxication mercurielle (il en serait de même pour le pré-cipité dû aux sels de plomb dans l'intoxication saturnine). D'après ces médecins, il se forme alors des composés albumineux sulfo-hydrargyrique et sulfo-plombique, devenus très solubles et par suite très faciles à élimi-ner (1).

D'autre part, on sait que l'arsenic et ses dérivés sont éliminés par les reins et la vessie. Les eaux sulfureuses favorisent au plus haut point cette élimination. MM. Ber-geret et Mayençon ont fait, en 1878, un travail qui le prouve d'une manière précise. Voici d'ailleurs un des faits qu'ils racontent. Un tuberculeux ayant des cavernes

---

(1) G. Astié : ouvrage cité.

aux deux sommets est soumis au traitement arsenical. On débute par deux pilules d'acide arsénieux ; on augmente d'une pilule tous les cinq jours jusqu'à concurrence de six et cette dernière dose est maintenue pendant quinze jours. La recherche a lieu dans l'urine ; les premiers jours, la quantité de métalloïde reste sensiblement la même , puis elle diminue et cesse presque complètement. C'est alors qu'on donne à jeûn au malade un verre d'eau sulfureuse transportée (de Bonnes) et, deux heures après , on recueille l'urine : le premier jour , arsenic très sensible ; le deuxième jour , arsenic abondant ; le troisième jour , arsenic douteux. On administre alors cinquante centigrammes d'iodure de potassium ; l'arsenic ne se montre pas dans l'urine.

Cette observation prouve que , lorsque l'arsenic est en trop petite quantité dans l'urine pour que les réactifs le décèlent , il en reste néanmoins dans l'organisme et que les eaux sulfureuses en activent l'expulsion. Nous avons remarqué depuis longtemps d'ailleurs que, pendant le traitement sulfureux , les propriétés de l'arsenic se manifestent à doses plus faibles que lorsque cet agent est employé seul. Avec cinq ou six gouttes de Fowler, on obtient ainsi des résultats plus manifestes qu'avec dix et douze gouttes en temps ordinaire. Dans ces dernières conditions, cet agent , comme les mercuriaux et comme d'autres médicaments , séjourne en partie dans l'organisme sans y exercer son action physiologique et thérapeutique ; avec le concours de nos eaux, au contraire , sa puissance est pour ainsi dire complète, son action thérapeutique se fait sentir avec son maximum d'intensité et l'élimination est rapide.

Il ne faut donc pas s'étonner que les médecins des stations sulfureuses emploient l'arsenic depuis longtemps, ainsi que le traitement mercuriel : jusqu'alors la clinique les y encourageait ; aujourd'hui, l'expérimentation directe confirment leurs vues et leur pratique.

Pour en revenir à la syphilis, nous avons vu souvent les accidents dus à l'intoxitation mercurielle cesser promptement, nous avons vu également la constitution des malades se relever, et les effets des traitements spécifiques jusqu'alors fâcheux pour le syphilitique se montraient véritablement curateurs.

Dans la période des accidents tertiaires, nos eaux sont encore d'un grand secours : elles facilitent l'absorption de l'iodure potassique et du fer, elles activent la dépuration de l'organisme et remontent en quelque sorte le diapason fonctionnel abaissé par l'infection constitutionnelle. Il en résulte que les accidents de cette période se résolvent et disparaissent peu à peu sous l'influence de nos sources, corroborée par l'action du régime et de la médication spéciale.

Il en est de même aussi quand la syphilis commence à suivre ses déviations, c'est-à-dire revêt une forme nouvelle et passe à l'état de maladie chronique mixte (comme l'herpétisme) ou s'accompagne de complications diathésiques tenant à la scrofule ou à l'arthritis. Chacun de ces états généraux bénéficiant de la cure sulfureuse quand il se présente seul, on conçoit que l'emploi de nos sources soit encore mieux indiqué dans de pareilles circonstances, puisque l'économie, accablée par plusieurs de ces maux à la fois, marche, se hâte plutôt vers les dernières phases de dégénérescences qui suivent habituellement ces grandes diathèses, et qu'elle a besoin d'être aidée par une médication corroborante.

Parmi les sources de la station, Mauhourat rend des services signalés, particulièrement chez les sujets naturellement faibles ou qui sont devenus cachectiques ; s'ils sont irritables, la Raillère leur convient mieux ; mais quand leurs forces sont relevées, il convient de recourir aussitôt qu'on le peut aux sources fortement sulfurées de la station, comme les Œufs, César et les Espagnols. Quand le malade se présente au médecin avec un tempérament et une constitution qui n'ont pas encore fléchi sous les atteintes de la diathèse ou d'un traitement mal supporté ou administré mal à propos, il est bon de faire boire immédiatement à nos sources les plus sulfureuses, qui favorisent davantage l'élimination des médicaments spécifiques au fur et à mesure qu'on les administre. Dans les alliances diathésiques de la syphilis avec la scrofule, nous insistons sur l'eau des Œufs à l'intérieur (c'est elle qui contient le plus de sel marin) et, dans les croisements de la syphilis avec l'arthritis, sur l'eau de Mauhourat à hautes doses.

Quant au concours apporté à la médication interne par les différents mécanismes hydrothérapiques, il ne doit pas être négligé. En général, les douches nous ont paru produire des résultats bien meilleurs que les bains ; mais ce n'est pas une raison pour négliger ces derniers , particulièrement quand on a besoin de chercher une crise sudorale. Les gargarismes , les douches pharyngiennes rendent d'utiles services dans les complications syphilitiques qui se montrent vers la gorge ; le humage, de son côté , peut être utile dans les mêmes circonstances et, d'une manière générale , il convient dans le cas de cachexie mercurielle, parce que la puissance d'absorption de l'appareil pulmonaire est vive et rapide , parce que l'hydrogène sulfuré en nature s'obtient plus abondamment par ce procédé que par les autres.

Lorsqu'on veut chercher à produire chez un ancien syphilitique les manifestations d'une diathèse que l'on a des motifs de ne pas croire complètement éteinte ou lorsqu'on a affaire à une affection de la peau dont le diagnostic est douteux , il faut recourir aux sources les plus actives et ajouter à leur action interne la prescription des bains les plus excitants ou des douches les plus énergiques.

Diathèse herpétique et affections de la peau. — Parmi les maladies qui siégent sur la peau , les unes sont accidentelles et peuvent pendant un certain temps conserver le caractère de la chronicité , les autres sont considérées comme des manifestations diathésiques. Tout le monde est d'accord aujourd'hui pour ranger dans la seconde catégorie celles qui , appartenant à la première , paraissent résister à tous les traitements et passent par des alternatives subaiguës et chroniques. Quant à la dia-

thèse , les médecins ne sont pas d'accord sur sa nature :
ceux-ci se demandent si elle est bien une diathèse fon-
damentale et ne croient pas pouvoir lui donner ce carac-
tére (entre autres M. Pidoux, qui la regarde comme une
dégénération de la scrofule, de l'arthritis et de la syphilis) ; ceux-là croient au contraire qu'elle est une maladie
primordiale, comme Bazin, Doyon et Gigot-Suart. Ce
dernier est même allé plus loin, puisqu'il regarde la
goutte aiguë et chronique, ainsi que le rhumatisme,
comme des manifestations de l'herpétisme et il en fait
des herpétides articulaires et musculaires (1). Il nous
semble que c'est M. Pidoux qui a raison en principe, car
la scrofule, l'arthritis et la syphilis se manifestent, dans
un certain moment de leur évolution, par des maladies
de même nature, malgré les différences apparentes qui
les distinguent (scrofulides, arthritides et syphilides ;
mais l'autre école n'a pas tort de considérer ces manifestations à la peau et celles de même sorte qui se montrent
sur les muqueuses et sur les autres tissus. Comme les
résultats d'un état diathésique. En d'autres termes, l'herpétisme n'est pas une diathèse initiale, mais il est le
point de rencontre de trois maladies diathésiques, par
suite il est une dégénération au même degré de ces trois
maladies et il constitue un état diathésique secondaire,
une diathèse-mixte. L'herpétisme ne se fait pas seulement
jour par la peau et par les muqueuses, il atteint égale-

---

(1) Gigot-Suart : *l'Uricémie.* Paris, 1875, chez Germer-Baillère.

4

ment les nerfs , comme le professait Chomel , les articulations , comme l'a observé M. Noël Gueneau de Mussy
(2) il se manifeste par des congestions viscérales ou par
des discrasies (dysménorrhée, métrite du col ou du corps
utérin , congestion hépatique, pulmonaire ou cérébrale).

On conçoit que l'indication ne peut plus être la même
quand il s'agit de traiter une maladie locale pure et simple ou bien une manifestation diathésique. Dans le
premier cas, en effet, le traitement interne est moins
important que le traitement externe et, quand on l'emploie,
on réussit mieux avec nos sources faiblement sulfureuses
et avec nos plus alcalines. Dans les maladies herpétiques
constitutionnelles, au contraire, il est surtout nécessaire de donner le pas au traitement interne sur l'externe
et c'est aux sources les plus sulfureuses qu'il est bon de
recourir très souvent. Cependant si les sources les plus
sulfureuses conviennent aux herpétides dérivées de la
syphilis et de la scrofule, les eaux les plus alcalines qui
contiennent moins de sulfure sont préférables dans le
traitement des herpétides dérivées de l'arthritis. En ce
qui concerne le traitement externe, ce sont les bains de
baignoires qui conviennent le mieux et, lorsqu'il s'agit
de les prescrire, il est bon de s'assurer auparavant de
l'état sous lequel se présente la manifestation ; car, si
elle est aiguë, les bains doux et hyposthénisants du
Petit Saint-Sauveur, du Bois et du Rocher sont plus

---

(1) Noël Guéneau de Mussy : *Traité de l'angine glanduleuse* (Introduction,
page 19).

particulièrement indiqués ; si elles s'offrent avec un caractère franchement chronique et presque indolent, ce sont les sources de Pauze-Vieux, des Œufs ou bien des Espagnols et de César qui sont le plus utiles.

En un mot, nos eaux sulfureuses sont applicables à toutes les maladies de la peau et à toutes les manifestations herpétiques, quelle que soit l'origine de cette diathèse, secondaire ou mixte. Ce n'est pas que le soufre soit un spécifique agissant à la manière du mercure dans la syphilis ; mais cet agent minéral a un mode altérant qui n'est pas niable dans l'herpétisme, ainsi que dans la syphilis, l'arthritis et la scrofule. « Par leur action spéciale sur la peau et les muqueuses, sur les fonctions assimilatrices et dépuratoires de l'économie, elles modifient, déplacent, transforment, usent en quelque sorte les manifestations morbides, fortifient l'organisme, lui impriment de la résistance, de façon qu'au bout d'un certain temps la diathèse peut se trouver annihilée plus ou moins complétement. Mais il s'en faut que ces effets complexes soient produits avec la même facilité par toutes les eaux sulfureuses. Ainsi, les eaux sulfhydriquées d'Enghien, de Pierrefonds, d'Aix en Savoie, etc., n'agissent pas aussi activement que les eaux minéralisées par le sulfure de sodium et la prédominance du sel alcalin établit encore une prédominance parmi ces dernières (1). » Telle est la remarque que

---

(1) Gigot-Suart : Ouvrage cité.

Gigot-Suart fait en parlant de l'herpétisme et il ajoute que les alcalins contenus dans nos eaux sont plus utiles que le soufre dans cette diathèse. On a vu plus haut que, d'une manière générale, ce n'est pas notre avis, et il est impossible d'établir une règle absolue à cet égard, puisque nous-même, après avoir formulé une opinion contraire, nous sommes obligé de faire une réserve pour les herpétides dérivées de la goutte et du rhumatisme.

Quand la diathèse herpétique ne se traduit que par des affections simples ou des éruptions peu étendues, elle est beaucoup plus facile à traiter que lorsqu'elle fait survenir des complications sur un viscère. On est obligé, dans ce dernier cas, non-seulement de respecter la poussée à la peau que le malade voudrait voir guérir et même, quand elle n'existe pas, de la provoquer, afin de dégager un organe important, dont la gêne peut devenir un danger pour l'économie tout entière.

Les affections cutanées à forme humide sont plus facilement guéries à Cauterets que les affections de même genre à forme sèche : l'eczéma impétigineux et l'eczéma simple sont très vite amendés ou même disparaissent rapidement ; mais le pityriasis, le psoriasis guttata et le psoriasis diffusa sont pourtant effacés ; il en est de même de l'icthyose. Les maladies dartreuses des paupières, des fosses nasales, des oreilles sont aussi très avantageusement traitées dans notre station. L'acné et l'ecthyma ont été soignés avec succès par plusieurs médecins et par nous-même. Dans tous les cas, il n'y a aucune répercussion à craindre ; pour notre compte, nous n'avons jamais vu ce phénomène se produire.

M. Lambron dit avoir guéri le lupus ulcéré à Luchon, tout en avouant qu'il est très long et très difficile à guérir : nous ne l'avons vu que deux fois à Cautercts et nous avons eu deux insuccès.

Parmi les diverses affections que nous venons de mentionner, il est des cas où nos eaux n'ont qu'une action très insuffisante : cela se rencontre chez quelques personnes scrofuleuses, dont l'organisation est très appauvrie. Dans ces conditions, les eaux sulfureuses chlorurées, comme Uriage, sont mieux indiquées. D'autres fois, les dartres humides ont une tendance continuelle à revenir à l'état aigu ou bien sont accompagnées de rachitisme et alors les eaux sulfurées calciques fortes, comme Saint-Gervais, conviennent parfaitement.

Les observations de maladies de la peau, simples ou diathésiques, abondent à Cauterets et l'on n'a que l'embarras du choix.

Asthme. — Nous arrivons maintenant à une dégénération plus avancée de la diathèse arthritique, l'asthme, qui est quelquefois intimement liée et mêlée avec les manifestations herpétiques. Cette maladie importante est héréditaire ou acquise, mais elle est toujours le résultat de la diathèse goutteuse et rhumatismale.

La thérapeutique thermale varie selon l'origine de la maladie. Lorsque celle-ci est accompagnée ou alternée par des affections herpétiques, l'indication des eaux sulfureuses est on ne peut plus nette. Alors il s'agit de distinguer à quelle période l'asthme est arrivé. Quand il est au début, qu'il a la forme sèche, l'eau de la Raillère, moins excitante que les autres, convient plus particulièrement ; l'inhalation des vapeurs sulfureuses produit un excellent effet, soit dans l'atmosphère des établissements, soit dans celle des bains, soit dans les salles de douches. Le traitement régulier par la douche écossaise convient également.

Dans la forme humide ou catarrhale, il est bon de recourir aux eaux plus fortes de César et des Espagnols, pour produire une action plus marquée sur la muqueuse bronchique. Le traitement externe doit varier selon les individus. Le humage à nos appareils, qui a plus d'action que les simples inhalations dans une atmosphère sulfureuse calme, produit des résultats excellents.

Dans l'asthme qui s'accompagne d'herpétisme ou qui alterne avec les manifestations de cette diathèse mixte, diverses eaux peuvent amender la maladie, mais cet amendement est sans portée, sa durée est éphémère. L'eau sulfureuse, au contraire, guérit à coup sûr le catarrhe bronchique, au moins temporairement, et elle convient au traitement de la diathèse.

Quand l'asthme est d'origine arthritique directe et ne paraît pas mélangé d'herpétisme, le médecin est plus embarrassé pour choisir une station. Les eaux alcalines, par exemple, en s'adressant à la cause première, la goutte, modifient l'organisme d'une manière avantageuse si le sujet est encore vigoureux ou s'il se produit de temps à autre quelques douleurs articulaires. Nous avons vu quelques asthmatiques de cette catégorie qui avaient trouvé à Vichy du soulagement.

Mais il ne faut pas oublier que , l'asthme étant une dégénération de la goutte , on doit craindre de le faire dégénérer lui-même en affaiblissant la constitution du malade par l'usage des alcalins. Au Mont-Dore , on obtient quelquefois d'excellents résultats, dus non-seulement à l'influence des alcalins , mais encore à celle de l'arséniate de soude , qui agissent , les premiers sur la diathèse, l'autre sur la névrose. Aux stations sulfureuses enfin, et particulièrement à Cauterets , où l'on rencontre des eaux sulfureuses et alcalines , l'élément goutteux et le catarrhe subissent naturellement des modifications par l'absorption des eaux et par les effets du traitement externe ; dans ce dernier traitement, l'eau agit différemment selon la voie par où elle est absorbée.

En pareil cas donc , le médecin peut être embarrassé pour indiquer à son malade la station qui peut le mieux lui convenir. Ici encore , Cauterets est parfaitement indiqué. Quel est, en effet , le meilleur traitement de l'asthme ? Evidemment c'est celui qui peut modifier avantageusement l'état diathésique , qu'il soit franchement arthritique ou qu'il soit herpétique , et amender à la fois les symptômes nerveux, le catarrhe, l'emphysème et la dyspepsie flatulente. Sous ce rapport , nous ne craignons pas de dire que Cauterets deviendra de plus en plus le centre thermal où accourront les asthmatiques. Au point de vue diathésique, tout d'abord , notre eau de

Mauhourat convient plus spécialement à la provenance arthritique directe et les eaux fortes de César et des Œufs à l'herpétique. L'élément sulfureux de ces sources guérit le catarrhe, surtout quand on a soin d'utiliser le humage, qui est un modificateur direct de la sécrétion bronchique. La dyspepsie se trouve rapidement amendée par Mauhourat. Quelquefois la Raillère convient mieux que César et que Mauhourat, mais c'est dans le cas où l'on rencontre de l'éréthisme nerveux. Quant à l'emphysème, tout le monde sait qu'on peut l'amender sérieusement en restaurant l'organisme, pourvu qu'il ne soit ni trop généralisé comme étendue ni trop avancé dans sa marche. La douche écossaise est un des moyens les plus puissants qui agissent sur cette lésion : en provoquant la contraction des muscles inspirateurs et expirateurs, elle augmente et diminue alternativement la capacité du thorax ; pendant l'expiration, la pression exercée sur les cellules pulmonaires distendues les force mécaniquement à expulser l'air qu'elles contiennent. D'autre part, le traitement *intus et extra*, en relevant les forces de l'organisme, donne aux tissus composants des cellules pulmonaires une vitalité et une élasticité nouvelles, il renouvelle l'épithélium, arrête la production du mucus bronchique et met un terme au spasme broncho-pulmonaire. Ce dernier est rapidement modifié par l'usage de la douche froide ou par la douche écossaise et par l'action de l'hydrogène sulfuré, absorbé par les poumons.

Le traitement à Cauterets, portant sur tous les éléments de la maladie, ceux-ci sont tous modifiés à la fois, mais non pas d'une manière égale. L'amélioration dans le commencement de la cure est bientôt suivie d'un amendement chez les autres, si le médecin a institué un traitement rationnel. Nos eaux améliorent ou guérissent le catarrhe par leur action élective sur les bronches, le spasme bronchique est calmé par l'aspiration, par l'inhalation sulfureuse, l'emphysème est arrêté et même réparé par les vertus reconstituantes générales de l'eau, enfin le traitement externe complète, soit par d'utiles dérivations, soit par la résolution directe, soit par la tonification d'ensemble qu'il produit, le traitement par les eaux bues aux fontaines ou inhalées aux appareils de humage. Aucune station ne présente de pareils avantages. Le traitement thermal a besoin quelquefois d'être secondé par l'administration de médicaments spéciaux, soit dépuratifs, soit toni-névrosthéniques, soit sédatifs, &. Nous n'éprouvons aucun scrupule à les employer.

C'est habituellement quand les trois éléments de l'asthme coexistent que les malades se rendent aux eaux ; quelquefois même ils ont déjà un commencement de dilatation simple de l'oreillette droite. C'est plutôt à l'asthme humide qu'à l'asthme sec que nous avons affaire le plus souvent. Le traitement de l'asthme variera donc suivant les symptômes, l'ancienneté, la gravité et l'origine diathésique de la maladie. Mais, en thèse générale, s'il n'existe aucune complication du côté du cœur ou du cerveau, les meilleurs moyens de traitement sont : les bains précédés de demi-bains, les douches tempérées, puis écossaises ou froides, le humage, les pédiluves à eau courante, s'il y a lieu, et un médicament approprié au symptôme dominant, si c'est nécessaire. Pour la boisson, l'eau de César, des Espagnols, des Œufs et de Pauze-Vieux est plus particulièrement indiquée dans la provenance arthritique directe. Il est des cas où les deux états diathésiques coexistent manifestement : on peut alors combiner César et Mauhourat. Si les malades sont trop épuisés pour qu'on emploie les eaux actives à l'intérieur, on peut leur prescrire la Raillère ou le Rocher et ordonner un traitement externe en rapport avec leur état. Pour la dyspepsie qui accompagne l'asthme, on fait boire presque exclusivement Mauhourat lorsque le catarrhe, l'emphysème et la névrose sont peu marqués ou n'ont pas un caractère de permanence habituelle.

Quand l'asthme est récent, l'action perturbatrice, substitutive, du traitement hydro-minéral peut le faire disparaître et alors il peut faire revenir la diathèse sur ses pas, c'est-à-dire sur ses dégénérations, et provoquer une manifestation arthritique ou herpétique. Mais, quand il a pris pied dans l'organisme et surtout quand la membrane des vésicules pulmonaires aura passé par toutes les phases de sa destruction (épaississement du début, amincissement ultérieur, atrophie, dilatations, parfois rupture et infiltration intervésiculaire), le traitement deviendra de plus en plus difficile à instituer et aussi moins efficace. Dans les cas moyens, le renouvellement de la cure thermale pendant plusieurs années amène peu à peu une amélioration soutenue et même la guérison.

Phthisie. — La phthisie, nous le répétons avec M. Pidoux, est une des maladies ultimes par lesquelles se terminent les trois diathèses capitales et les états mixtes ou de dégénération qui leur font suite. Nous admettons avec notre éminent confrère que la théorie de la panspermie tuberculeuse ne peut satisfaire la raison et mène à la négation de tout traitement, en même temps qu'elle menace l'humanité d'une fin certaine dans un temps plus ou moins long ; tandis que la doctrine de la dégénération graduelle de l'organisme sous des influences qui viennent de nous-mêmes paraît rationnelle , permet d'espérer des cures préventives et des cures effectives et promet à notre genre humain une sorte de rénovation ultérieure ou tout au moins l'atténuation plus ou moins complète de cette triste maladie. Chimère ! dira-t-on. Chimère, soit, mais chimère qui vous permet de rendre chaque jour des services à vos semblables en apaisant leurs souffrances et en prolongeant leur vie , chimère qui donne à votre profession une sorte de caractère sacré quand vous franchissez le seuil de leur foyer.

Le tubercule, est-il besoin de le répéter après tant d'autres ? est un produit qui ne se résorbe pas ; par conséquent aucun traitement n'agit sur lui comme modificateur direct. Pas plus que les autres remèdes, les eaux minérales n'ont cette propriété précieuse, spécifique. Mais elles n'en ont pas moins sur les évolutions de la diathèse et sur les phases que parcourt l'existence du tubercule une action indirecte puissante.

Nous avons vu, dans le chapitre II, que les eaux

sulfureuses, ainsi que certaines eaux chlorurées mixtes, rendent les plus grands services au point de vue des cures préventives de la phthisie : elles créent dans des constitutions usées et prédisposées à la tuberculose des tempéraments nouveaux ; elles impriment à l'organisme une résistance à l'action des refroidissements et aux bronchites à répétition ; elles donnent au système nerveux une plus grande énergie, elles relèvent la force musculaire, donnent plus d'ampleur aux mouvements de la respiration, favorisent l'assimilation nutritive en permettant aux combustions respiratoires d'être plus complètes.

Dans la première période de la maladie, cette action générale se manifeste en entravant la diathèse plus ou moins vite dans son évolution, elle améliore, en les modifiant profondément, les conditions organiques qui préparent le tubercule, elle immobilise en quelque sorte la formation de ce produit.

Dans la deuxième, elles facilitent la résorption des infiltrations plastiques et des engorgements péri-tuberculeux, ce qui explique la transformation ou l'élimination des tubercules dans quelques cas. Quelquefois, même dans cette seconde période, elles relèvent l'organisme au point d'amener des temps d'arrêt très longs dans l'évolution tuberculeuse et ces temps d'arrêt permettent justement aux produits existants de s'incruster de matières crétacée ou calcaire.

Dans la troisième, alors que la fonte tuberculeuse produit des cavités plus ou moins étendues, elles contribuent à raccourcir l'intervalle qui sépare la formation de l'ulcère de sa cicatrisation, autrement dit elles favorisent le travail plastique qui tend à fermer ces plaies et rend les cavernes compatibles avec la vie.

Mais il faut faire ici quelques distinctions nécessaires, car nous savons très-bien qu'une portion du corps médical affirme que l'action de nos eaux n'est pas favorable à la phthisie confirmée et même peut l'aggraver. C'est vrai dans certains cas, mais c'est inexact dans d'autres. Au point de vue de l'origine de la phthisie, il convient tout d'abord de faire observer que les malades issus de parents scrofuleux et scrofuleux eux-mêmes, qui présentent généralement une forme apyrétique, lente, atonique, bénéficient plus que les autres de la médication sulfureuse : chez eux, la diathèse est plus facilement enrayée ou, si le traitement n'a été institué que lorsque l'imminence morbide est devenue la phthisie et que celle-ci a déjà parcouru sa première ou sa seconde période, les bronchites catarrhales qu'on rencontre si souvent dans cette forme de la diathèse sont rapidement guéries, grâce à l'action substitutive locale de nos eaux sur la muqueuse broncho-pulmonaire. Habituellement la phthisie des scrofuleux ou de leurs descendants présente des désordres plus grands que ne le ferait supposer l'état réactionnel de l'organisme et l'on voit quelquefois des cavernes assez étendues accompagnées d'un pouls peu rapide et peu vibrant en même temps que la chaleur normale n'augmente pas ; on voit même ces cavernes co-exister avec un état complet d'apyrexie, ce qui nous rappelle le mot d'un médecin : qu'on est souvent moins phthisique avec des cavernes qu'avec de simples tubercules crus.

Quand la tuberculose provient de l'arthritisme, l'usage de nos eaux convient encore ; mais, en général, c'est moins la médication résolutive directe qu'il convient d'appliquer que la médication substitutive, tant qu'il reste des vestiges de la goutte elle-même. En pareil cas, la goutte et la phthisie étant incompatibles, les altérations pulmonaires restent sans retentissement sur l'organisme ; bien plus, la guérison de la lésion pulmonaire, c'est-à-dire la résolution péri-tuberculeuse, se fera facilement, si le médecin peut, à l'aide de nos eaux, réveiller encore une manifestation goutteuse franche sur une articulation ou, agissant sur le système veineux abdominal, provoquer une poussée d'hémorrhoïdes. Le fait se comprendra encore mieux si l'on veut bien se rappeler que les maladies organiques du cœur elles-mêmes, quand elles sont d'origine arthritique, sont antagonistes de la phthisie ou la retardent simplement, malgré les congestions pulmonaires qu'elles occasionnent si fréquemment. Mais quand la diathèse goutteuse a dégénéré au point qu'elle ne se traduit plus par aucune de ses manifestations directes et que la série des dégénérations est arrivée graduellement jusqu'à la phthisie, que l'incompatibilité cesse, en un mot, il n'y a plus rien à attendre de cette méthode et c'est plutôt à l'état local lui-même qu'il faut s'adresser, en combinant le traitement de façon à calmer l'éréthisme nerveux qui se présente dans ces conditions et à ne pas susciter des mouvements généraux dans l'organisme. Car, sans ces précautions, les eaux sulfureuses deviennent en effet des agents dangereux et hâtent l'évolution tuberculeuse.

Nous avons vu un certain nombre de cas de phthisie de provenance syphilitique, chez quelques-uns de nos malades, la diathèse était survenue à la suite de traitements mal faits, et les sujets, déjà affaiblis et ruinés par des maladies aiguës graves (dysentérie des pays chauds, fièvres intermittentes prolongées) ou par la misère, avaient traversé successivement les diverses dégénérations de la syphilis ; les autres, en plus grand nombre, avaient dans les antécédents de leurs parents puisé les germes d'une hérédité fâcheuse. Il résulte de notre expérience sur ce point que les phthisiques fils de syphilitiques trouvaient plus de profit du traitement que ceux qui avaient parcouru, sans antécédents héréditaires, les dégénérations de la maladie. Le fait pourrait s'expliquer, il nous semble, par cette raison que les enfants de syphilitiques sont souvent entachés de vices constitutionnels qui ont plus de rapport avec la scrofule, le lymphatisme, le rachitisme, etc., qu'avec la syphilis elle-même, condition qui en fait des phthisiques scrofuleux, c'est-à-dire sans réaction générale sur-aiguë, et par cette autre raison que les malades dont nous parlons ont hérité de la constitution du second conjoint (père ou mère) une certaine vigueur, une certaine force de résistance personnelle ; tandis que le syphilitique qui arrive à la phthisie se trouve graduellement et profondément débilité, il manque complètement de ressort, il n'offre plus aucune résistance organique et il est emporté rapidement. En pareil cas, les eaux sulfureuses ne font que précipiter le dénouement fatal.

Pour ce qui concerne les rapports de la phthisie avec l'herpétisme, c'est-à-dire avec cette diathèse mixte qui provient des trois maladies chroniques capitales, la tuberculisation pulmonaire arrive quand les manifestations herpétiques ont été contrariées par une disposition organique ou par de mauvaises conditions hygiéniques et qu'elles n'ont pu se produire à l'extérieur. M. Barret a constaté que, dans les familles où la tuberculose et l'herpétisme sont héréditaires, les enfants qui présentent des manifestations de celui-ci échappent à celui-là. Il est d'ailleurs d'observation journalière, dans nos stations, que chez un même malade l'herpétisme et la phthisie sont antagonistes, tout en existant sur le même terrain. Pour M. Pidoux, la phthisie consommée, absolue, au 3ᵐᵉ degré dans les générations, n'offre plus d'éléments de guérison naturelle, parce qu'elle règne sans le contrepoids d'une affection moins régressive ; ce qui faisait dire à Gigot-Suard : « Pour moi, cette phthisie-là résulte de la concentration exclusive, sans partage, de l'activité morbide (pendant l'évolution de la diathèse) sur le système lymphatique général et celui des organes respiratoires en particulier. Et s'il est incontestable que toutes les manifestations herpétiques, telles que l'asthme, les hémorrhoïdes, les névralgies, les migraines, etc., constituent un frein plus ou moins puissant, suivant leur degré d'intensité, au développement des tubercules, il me paraît certain aussi que, dans ce conflit incessant, ce sont les effets d'une même cause qui se font contre-poids, tendent à s'enrayer mutuellement, à se modifier et à s'annihiler plus ou moins. Aussi, lorsque la diathèse arrive à une évolution complète, heureux ceux chez lesquels l'activité morbide, au lieu d'avoir un foyer unique, de se concentrer sur un seul organe, se divise et se porte sur plusieurs points à la fois, car ce sont autant de points d'appui offerts à la thérapeutique (1). » Quelle que soit l'opinion quant au fond, il est certain que cet antagonisme est une de nos grandes ressources et que les médecins des eaux en profitent le plus qu'ils peuvent et souvent avec succès.

Au point de vue des tempéraments, nous avons remarqué que le tempérament sanguin est celui auquel les eaux sont le plus défavorables, parce qu'il prédispose davantage aux hémoptysies ; le tempérament bilieux, souvent uni au précédent, est d'un augure bien plus favorable, en général, surtout quand le foie n'est pas prédisposé aux mouvements congestifs.

Sous le rapport de la modalité, l'état apyrétique est parfaitement indiqué pour nos eaux ; l'état fébrile avec augmentation de la chaleur animale présente une contre-indication formelle (car nous ne pouvons agir sur un organisme qui se trouve en pleine crise et qui succombe

---

(1) Gigot-Suard : ouvrage cité, p. 94 (édition de 1872).

sous le poids de la décomposition aiguë). Il faut excepter cependant l'état fébrile, quand le thermomètre n'indique pas plus de 37° 5 au maximum : en pareil cas, il convient de recourir au procédé de la médication sédative (inhalation, 1/2 bains) et révulsive (pédiluves à eau courante).

Quant aux périodes, il est en général manifeste que moins la diathèse est avancée et plus on a de chances d'obtenir de l'amélioration et même un arrêt dans les évolutions. A ce titre, la troisième période est certainement moins indiquée pour nos sources que les deux précédentes. Cependant nous répèterons ce que nous avons dit plus haut : la phthisie torpide à sa troisième période est moins dangereuse et offre plus de chances d'améliorations que la phthisie éréthique ou hémoptoïque à sa seconde période. Nous avons vu déjà un grand nombre de malades à cavernes ; nous en soignons depuis la première année de notre exercice à Cauterets et, parmi eux, quelques-uns avaient été précédemment traités par des confrères ; nous pourrions en citer, pour le moment, une vingtaine qui ont, soit dans un seul côté, soit dans les deux sommets à la fois, des cavernes qu'il est absolument impossible de confondre avec des dilatations bronchiques et qui présentent des dimensions extraordinaires. Les malades sont herpétiques pour la plupart (la provenance scrofuleuse et la provenance arthritique sont les plus communes parmi eux ; nous n'en avons que quatre, dans cet état avancé, qui soient justiciables de la syphilis).

En général, ils ne viennent pas nous voir tous les ans ; quand ils sont tranquilles et passent l'hiver sans encombre, nous leur conseillons de faire une petite saison avec l'eau transportée de la Raillère , en novembre ou décembre et au mois de mars ; s'il est survenu quelque accident, nous leur conseillons de revenir à Cauterets. Un d'entre eux , âgé de cinquante-six ans, scrofuleux et arthritique avec dégénération herpétique , subit tous les hivers un assaut plus ou moins violent du côté des poumons et vient tous les ans réparer ses forces. Il a deux cavernes, celle du côté droit est énorme. Ce malade vient à Cauterets depuis longues années et ses cavernes ont commencé à paraître en 1861. Cet été , nous avons revu un Espagnol de nos malades , âgé de 38 ans, chez lequel les dégénérations de l'arthritisme ont abouti à la phthisie en 1872. Il vint nous voir en 1873 , et sa santé fut améliorée au point que nous ne l'avions pas revu depuis. En 1876 , il fut malade à la suite d'un refroidissement , et son médecin l'envoya aux Eaux-Bonnes. A la suite de ce traitement, il passa un mauvais hiver , pendant lequel il se forma une assez grande caverne au sommet droit. A son arrivée à Cauterets, cette caverne était le siége de tous les phénomènes classiques connus ; pendant le traitement, nous cherchâmes à produire une manifestation régressive moins avancée (car le malade offrait encore de la résistance organique et avait de temps à autre de la sciatique ou des douleurs articulaires), et nous fûmes assez heureux pour produire une forte poussée hémorrhoïdale fluente qui , après une semaine de soins, supprima en deux jours tous les râles de la cavité accidentelle. Sous l'influence du traitement, il s'en alla dans un excellent état, gras, coloré, vigoureux. Mais ce malade pourra rechuter et sa maladie évoluer, nous dira-t-on? C'est vrai; mais combien en voyons-nous, chaque année, dont la maladie passe de temps à autre par des phases d'exacerbation et qui, malgré cela, restent au même point quant à la lésion et chez lesquels l'organisme se maintient encore, grâce au traitement!

Nous allons citer un cas remarquable de ce genre : Août 1871. M. ......, de la Charente-Inférieure, 36 ans. A eu deux fois la fièvre jaune au Brésil, plus tard la fièvre typhoïde, puis la dysenterie des pays chauds, pleurésie à gauche en 1862. Hémoptysie en 1868 (pendant 3 ou 4 jours). Plusieurs bronchites pendant trois ans. A eu à la jambe gauche un eczéma tenace, vers 1861 ; dans l'hiver de 1870-1871, eczéma des conduits auditifs avec otorrhée ultérieure ; angine granuleuse. A l'arrivée à Cauterets, matité relative au sommet droit, avec râles cavernuleux, éclats secs sous la clavicule pendant l'inspiration, souffle amphorique très prononcé avec pectoriloquie ; crachats jaunes, purulents, compacts, parsemés de rares bulles d'air ; fortes quintes de toux le matin, pas de sueurs nocturnes, rares mouvements fébriles, température axillaire 36° 9 au réveil ; sommeil bon, appétit mauvais, essoufflement au moindre mouvement. Du 6 au 14 août, le malade boit le matin 1/2 verre à la Raillère et 1/4 à Mauhourat, le soir 1/2 verre à la

Raillére. Du 14 au 20, un verre à la Raillère et 1/2 verre à Mauhourat le matin, 1/2 verre au Rocher le soir ; du 20 au 30, 1/2 verre à la Raillère et à Mauhourat. Concurremment, bains de gorge à la Raillère , 1/2 bains de dix minutes , suivis d'une immersion complète de 20 minutes, tous les matins; plus tard, bains de totalité tout simplement ; pendant toute la saison , pédiluve de cinq minutes à eau courante le soir à César. Le malade part avec une expectoration blanche et aérée. Saison de 25 jours avec eau de la Raillère en octobre. Retour à Cauterets le 3 août 1882. Souffle bronchique , la voix éclate à l'oreille, quelques râles sous-crépitants rares, quelques crachats muqueux épais le matin , toux sans violence le matin; sommeil bon , encore un peu d'eczéma aux oreilles. Le malade a des hémorrhoïdes fluentes qui le fatiguent beaucoup. Un traitement *ad hoc* arrête le flux en cinq jours. M. X... commence par boire 1/4 à la Raillère et à Mauhourat et va graduellement à 3/4 de verre de chaque source. Nous l'arrêtons à cette dose jusqu'au départ, dans la crainte d'un mouvement congestif vers le poumon malade. Il prend des 1/2 bains ; cette fois , nous ne lui ordonnons pas de pédiluve, parce que le flux hémorrhoïdal le fatiguerait trop. L'expectoration est bronchique, aérée , excepté les premiers crachats du matin, qui sont épais ; les forces reviennent vite. Nous conseillons encore une saison à domicile avec les eaux transportées (pour le mois de novembre). Ce malade, que nous revoyons quelquefois dans son pays, s'est toujours parfaitement porté depuis. Il conserve du souffle bronchique et la voix frappe toujours l'oreille du médecin, mais sans pectoriloquie. Le malade suit une hygiène rigoureuse, il vit et, bien plus, il n'est jamais malade depuis qu'il a suivi le double traitement à Cauterets. C'est grâce à une poussée hémorrhoïdale qu'il a vu s'arrêter la fonte tuberculeuse et cette fluxion elle-même, qui l'exténuait, a pu être arrêtée sans inconvénient.

Affections catarrhales. Bronchite catarrhale. — Maintenant que nous avons passé une sorte de revue des diathèses et examiné l'action que nos eaux produisent sur chacune d'elles et sur leurs dégénérations principales, nous allons étudier sommairement quelques maladies qui portent les unes sur des tissus, les autres sur certains appareils déterminés ; nous prions le lecteur de ne pas chercher dans leur nomenclature un esprit de suite qui n'y existera pas.

Les eaux de Cauterets font sentir leur action sur les muqueuses d'une manière extraordinaire, à tel point qu'on peut dire que c'est dans les maladies qui affectent ces membranes qu'elles ont le plus d'efficacité. Elles renouvellent les épithéliums et leur sécrétion, elles activent par conséquent l'innervation et la circulation capillaire dans les surfaces qui tapissent les conduits de nos organes : cette activité fonctionnelle est pour ainsi dire substitutive et éliminatrice. Tantôt le traitement opère sur les muqueuses sans retentissement sur l'organisme, la substitution locale suffit à guérir la maladie ; tantôt cette substitution est faible localement et il survient dans un organe plus ou moins éloigné un mouvement fluxionnaire dérivatif ; tantôt il y a résolution simple et disparition subite de la phlegmasie ; tantôt l'organisme tout entier est surexcité et il survient un catarrhe plus ou moins aigu qui juge la maladie chronique.

C'est en particulier sur la muqueuse respiratoire, dans les diverses parties de l'appareil et sur la muqueuse uréthrale que ces eaux agissent puissamment, qu'elles soient administrées par l'estomac ou au moyen de procédés qui nous permettent d'atteindre directement ces membranes. Tous les ans, nous voyons à Cauterets des bronchites chroniques simples qui sont guéries par l'emploi de nos eaux d'une manière certaine et sans qu'il se montre de récidives. Certaines complications, comme les palpitations nerveuses du cœur, le manque d'énergie systolique dans les ventricules, ne sont pas des contre-indications du traitement lorsqu'elles ne correspondent pas à une affection organique réelle ; l'endocardite chronique elle-même, pourvu qu'on agisse avec précaution, n'est pas non plus un empêchement, ainsi que nous l'avons vu en parlant du rhumatisme.

La bronchite peut être très fluente, c'est-à-dire se présenter sous la forme d'une bronchorrée abondante, ou bien se manifester par une irritation pour ainsi dire sèche, qui donne lieu à une toux fatigante, à de l'oppression, de la plénitude et cependant ne produit qu'une expectoration insignifiante. Nous ne parlons pas de la congestion à divers degrés, nous parlons d'inflammations directes de la muqueuse que nos eaux guérissent en un temps très court. Dans ce dernier cas, c'est la substitution au loin, c'est-à-dire la provocation d'une maladie portant sur un autre organe, qui réussit le mieux.

Ordinairement le traitement qui réussit davantage, abstraction faite d'incidents ou de conditions particulières extraordinaires, c'est la combinaison du humage, des pédiluves et des demi-bains avec la boisson et avec les douches générales.

Laryngite chronique. — Nos eaux agissent également avec beaucoup de vigueur sur la portion de la muqueuse respiratoire qui tapisse la trachée et le larynx. La laryngite catarrhale proprement dite est traitée avantageusement par le humage à la température humaine (36° à 37°), de larges gargarismes et des doses de boisson assez fortes. Les révulsifs (pédiluves, douches chaudes sur les pieds, douches tempérées sur la face antérieure du cou, à petite pression bien entendu) complètent le traitement. La laryngite glanduleuse, qui affecte particulièrement les glandes en grappe de la muqueuse tout en intéressant la membrane dans son ensemble, est une maladie excessivement répandue : les abus de la parole, l'usage des épices et du tabac, l'ingestion des alcools et enfin la diathèse herpétique en sont les causes principales et les plus ordinaires. Le traitement de cette forme de laryngite, qui est très tenace, est beaucoup plus long que celui qui s'adresse à la laryngite chronique membraneuse ; néanmoins il se montre efficace , comme nous l'avons vu bien souvent et comme nous l'avons éprouvé nous-même. Il est à peu près semblable.

Quant à l'affection chronique de la muqueuse laryngienne qui est sous la dépendance de la syphilis , elle se rencontre chaque année dans notre station. L'indication première consiste à instituer un traitement spécifique ; ensuite on ne doit pas négliger le traitement local si les accidents diathésiques sont importants ; mais en général, le traitement par l'eau sulfureuse à l'intérieur , à hautes doses , suffit pour activer l'action des mercuriaux et de l'iode , par conséquent pour débarrasser le malade. Ce n'est qu'exceptionnellement qu'on a besoin de révulsion. La balnéation peut être cependant fort utile , particulièrement quand la peau est en même temps le siège de quelques manifestations syphilitiques. Dans la laryngite glanduleuse herpétique , au contraire , en même temps que la boisson à hautes doses , il convient d'administrer les moyens hydrothérapiques les plus énergiques sur la peau , et les douches pharyngiennes sur l'épiglotte et sur le pharynx , car ces mesures se complètent entre elles.

Pharyngite chronique et angine glanduleuse. — La muqueuse de l'isthme du gosier peut être , comme celle du larynx , atteinte par l'inflammation catarrhale , par l'inflammation des glandules , par la diathèse syphilitique. Il est inutile de décrire la forme , la disposition et le siège des glandules qui sont affectées dans l'angine glanduleuse ; il nous suffira d'ajouter qu'elles s'étendent jusqu'autour des trompes d'Eustache et que leur état inflammatoire , en amenant l'occlusion de ces canaux , produit la surdité par le défaut de renouvellement de l'air qui doit se trouver dans la caisse des tympans.

Il convient de dire , à cause de la fréquence de l'angine glanduleuse , comment cette affection se manifeste au point de vue de l'anatomie pathologique. D'abord la sécrétion normale augmente ou bien elle diminue , sans qu'elle soit altérée dans sa qualité ; plus tard , si la pharyngite n'est pas soignée, le mucus devient plus épais, il prend une nature muco-purulente. Pour le rejeter , il faut des efforts d'expuition assez énergiques , et l'on crache des matières ayant l'apparence d'amidon. D'autres fois , la sécrétion est tarie , il existe une rougeur et une sécheresse considérable du pharinx , qui forcent le malade à faire des mouvements de déglutition, c'est-à-dire à humecter de salive la muqueuse altérée. Celle-ci présente des élevures grosses comme des grains de millet , qui plus tard se conglomèrent et forment des des mamelons saillants, et même des amas ayant l'aspect d'une fraise ; il arrive d'autres fois , au contraire , qu'on ne voit pas de saillies, mais que la muqueuse est uniformément tuméfiée et parsemée d'un réseau variqueux très apparent. D'après M. Krishaber , et nous avons pu le constater bien souvent, la forme glanduleuse correspond généralement à l'herpétisme , la forme sèche à l'arthritisme ; la forme hypertrophique généralisée est le plus souvent liée à la syphilis , à l'usage des substances

fortes qui impressionnent souvent le pharynx et elle
succède à l'angine catarrhale. (1)

Le traitement thermal varie selon les cas. « La douche
pharyngienne à grosses divisions convient mieux à la
forme généralisée, qui exige en même temps des cauté-
risations très légères avec une solution de nitrate d'argent, des pédiluves et des douches de totalité terminées
par le jet chaud sur les jambes. La forme glanduleuse,
au contraire, nécessite des pulvérisations plus fines, des
attouchements avec la teinture d'iode, localisés à chaque
grappe et accompagnés de bains généraux. Dans ces deux
cas, les gargarismes doivent être administrés assez largement. La forme sèche se trouve mieux des gargarismes
avec l'eau minérale, des larges aspirations par la bouche
pendant qu'on est au bain, des gargarismes médicamen-
teux (lénitifs ou narcotiques), enfin des grands bains.
Dans toutes ces formes, il ne faut pas craindre de donner
l'eau par quatre ou cinq verres chaque jour et même
davantage, si l'on ne craint pas de fatiguer l'organisme
ou s'il ne se présente aucune contre-indication sé-
rieuse. (2)

L'angine chronique catarrhale se guérit avec la boisson, les gargarismes et les douches générales ; les pédiluves sont rarement nécessaires.

L'angine syphilitique est enlevée par le traitement
spécifique et par la boisson ; les gargarismes sont sou-

(1) Dictionnaire encyclopédique des sc. médicales.
(2) Moinet : ouvrage cité.

vent fort utiles ; quant au traitement externe proprement dit, il convient de relever les forces de l'organisme, qui sont toujours plus ou moins affaissées par suite des évolutions de la syphilis. Les douches remplissent ce but beaucoup mieux que les bains.

Rhinite chronique, simple ou diathésique. — La rhinite chronique est une affection fort désagréable et gênante pour les personnes qui en sont atteines, non-seulement parce qu'elle produit le nasillement ou le nasonnement et qu'elle oblige les malades à des soins et à des préoccupations de chaque instant, mais encore parce qu'elle devient un obstacle à la respiration ; parce que, en forçant les malades à respirer par la bouche, elle provoque la pharyngite et la laryngite granuleuses ; parce que, dans beaucoup de cas, elle donne lieu à l'écoulement d'un liquide muco-purulent d'une odeur fétide , qui est une cause d'humiliation pour ceux qui en sont atteints et de dégoût pour ceux qui les approchent.

Elle est tantôt catarrhale, tantôt herpétique, tantôt scrofuleuse, arthritique ou syphilitique ; quelquefois son origine est due à la réunion de plusieurs diathèses. L'ozène proprement dit tient à la désorganisation de la pituitaire, qui est le siége d'un ou plusieurs ulcères ou d'éruptions eczémateuses et impétigineuses, dont l'odeur est repoussante. Les cas d'acné sébacée fluente du nez donnent lieu également à la puanteur nasale.

A Cauterets, nous voyons tous les ans un grand nombre de rhinites catarrhales ou diathésiques et nous obtenons, dans le traitement de cette affection, des succès manifestes. Par le traitement général, nous combattons utilement la diathèse, nous agissons sur la muqueuse ; par le traitement local, nous détergeons les fosses nasales et nous guérissons les manifestations qui tourmentent les malades. Nos eaux agissent non-seulement par leurs propriétés générales, qui peuvent être revendiquées par d'autres stations sulfureuses, mais encore par les propriétés particulières de l'hyposulfite de soude, du chlorure de sodium, de la silice et des silicates alcalins, qui sont des agents antiputrides.

Nous employons, pour le traitement local, les irrigations continues, soit en chambre au moyen d'un irrigateur portatif, soit dans les salles de la compagnie fermière au moyen de l'appareil adapté au système des douches pharyngiennes. Le premier procédé nous permet de faire emploi de l'eau minérale à la température que nous voulons, tandis que les appareils de la compagnie fournissent un liquide trop chaud. Nous avons également recours à la douche pulvérisée, soit directement, lorsque le mal siège près de l'ouverture antérieure des fosses nasales, soit indirectement par le pharynx, lorsque c'est l'arrière-cavité des fosses nasales et les abords des trompes d'Eustache qui sont atteints et que l'affection intéresse en même temps la naissance des piliers du voile du palais.

Affections de l'appareil digestif.— Les eaux de Cauterets guérissent ou amendent la dyspepsie, lorsqu'elle est liée aux diathèses arthritique, syphilitique et herpétique. Dans ces conditions , la dyspepsie est une des manifestations variées de la maladie constitutionnelle et il n'est pas étonnant que nos fontaines, qui s'adaptent si bien au traitement des diathèses , relèvent les fonctions digestives. Elles sont encore excellentes quand l'état dyspeptique est la suite d'un mauvais régime , d'une mastication insuffisante, de l'usage abusif du tabac ou des veilles prolongées ; dans les cas qui tiennent à l'abus des liqueurs fortes , elles peuvent encore amener de bons résultats, mais à la condition que le tissu de la muqueuse et les glandules de l'estomac n'aient point encore subi d'altération. Elles ont une action manifeste dans la dyspepsie flatulente acide et surtout dans la dyspepsie caractérisée par l'accumulation dans l'estomac d'une grande quantité d'eau chargée de sels, qui est due à une exosmose des capillaires de la muqueuse gastrique vers la cavité de l'estomac (1), et dans la dyspepsie hépatique, qui résulte d'une quantité insuffisante de bile et de digestions incomplètes (en pareil cas , l'eau doit être employée à doses assez fortes, afin de réveiller la fonction biliaire du foie et de détourner sur les reins les éléments de l'infiltration bilieuse répandus dans les tissus.)

Nos eaux guérissent encore l'entérite ancienne , les embarras gastro-intestinaux et les diarrhées chroniques simples.

Elles mènent à bien les malades affectés d'impalu-

---

(1) M. Leven l'a très bien étudié (Mémoire lu à l'Académie de Médecine , le 10 mars 1874).

disme, dont le foie et la rate se trouvent engorgés (nous en avons soigné avec succès). Elles dégorgent la rate quand elle est congestionnée par le fait d'un embarras dans la circulation de la veine-porte, pourvu que cet embarras ne soit pas causé par une compression mécanique.

Elles rendent les plus grands services dans la congestion hépatique liée aux affections gastro-intestinales, aux maladies chroniques des poumons, aux troubles cardiaques qui dépendent du rhumatisme, aux intoxications mercurielle, plombique, arsenicale, et aux diathèses syphilitique, scrofuleuse et goutteuse ; elles rétablissent l'équilibre fonctionnel de l'organisme dans les cas de congestion hépatique qui accompagnent quelquefois les règles et surtout la ménopause. Dans la syphilis hépatique enfin, nos eaux sont bien indiquées en même temps que les mercuriaux et l'iodure de potassium, surtout quand la cachexie n'est pas très prononcée. Aucune glande de l'économie ne subit, à l'état physiologique, des modifications vasculaires plus considérables que le foie et ne se congestionne aussi facilement, grâce au double système de capillaires interposé entre le cœur et la circulation veineuse générale de la région desservie par la veine-porte, surtout lorsque les conditions mécaniques de la circulation viennent à être troublées, lorsque les mouvements respiratoires, rendus plus difficiles et insuffisants, retentissent sur la pression sanguine intra-hépatique et amènent des stases vasculaires, surtout enfin lorsque les organes de la digestion sont troublés dans leurs fonctions , soit passagèrement , soit par suite d'une affection chronique. Tout agent qui pourra faire porter son action curative sur les appareils de la circulation , de la respiration et de la digestion , sera propre à décongestionner le foie. C'est le cas de nos eaux sulfureuses , qui agissent sur l'ensemble de l'économie et qui agissent directement sur la fonction biliaire elle-même, ainsi que nous l'avons démontré ailleurs (1).

Ce n'est pas d'aujourd'hui d'ailleurs que les médecins des eaux connaissent les relations fonctionnelles qui existent entre les divers appareils dont nous venons de parler et l'organe hépatique : les Bordeu, les Labbat, les Camus, les Buron, pour ne parler que des anciens, avaient déjà signalé les bons effets que le traitement par les eaux sulfureuses est susceptible de produire sur l'un des appareils dont il s'agit en portant son action sur les autres.

Dans les cas que nous avons passés en revue, le traitement varie avec le genre de l'affection , la période où elle est parvenue , les troubles fonctionnels ou la diathèse auxquels elle est liée , la susceptibilité et la résistance propre du malade , les conditions atmosphériques , etc. Les eaux de la Raillère et du Rocher sont plus spécialement indiquées dans les entérites chroniques , les embarras gastrites , la congestion du foie , simple ou causée par une affection pulmonaire , ou due aux troubles de

---

(1) *De l'action physiologique des Eaux de Cauterets.* Paris, 1879.

l'utérus. L'eau de César et des Espagnols convient davantage aux congestions du foie qui sont sous la dépendance des intoxications plombique, mercurielle et arsenicale, des diathèses syphilitique et scrofuleuse, enfin de l'impaludisme. L'eau des Œufs convient à peu près dans les mêmes conditions. L'eau de Mauhourat a la spécialité de guérir plus généralement les dyspepsies que nous avons mentionnées au commencement de cet article, l'embarras gastrique et la congestion hépatique causée par les troubles cardiaques de provenance rhumatismale.

La boisson ne doit être employée seule que dans des cas assez rares. Le traitement externe, emprunté à nos appareils de toute sorte, rend chaque jour les plus grands services en ajoutant sa puissante action sur la circulation et sur l'innervation à l'action dépurante de l'eau prise à l'intérieur.

Affections des organes génito-urinaires. — Les eaux de Cauterets guérissent en très peu de jours les uréthrites les plus anciennes et la goutte militaire elle-même ne résiste pas au traitement, pourvu toutefois que le rétrécissement ne soit pas trop prononcé ; dans certains cas, il est nécessaire de pratiquer le cathéterisme pour rendre au canal une partie de son calibre normal, condition qui, en dilatant la muqueuse, favorise l'action de l'eau en injections. L'eau de Mauhourat en boisson nous a paru convenir le mieux, en ce sens qu'étant moins sulfureuse, elle ne produit pas une action substitutive aussi vive que celle des autres sources, et que, contenant dans son ensemble minéral des silicates alcalins en suffisante quantité, elle est un diurétique excellent. D'ailleurs, très souvent, nous préférons ne pas ordonner d'eau à à l'intérieur, les injections ayant une influence beaucoup plus complète et plus hâtive. Nous faisons prendre les injections minérales dans le bain, de façon que le malade conserve l'eau une dizaine de minutes dans le canal de l'urèthre ; à mesure que la secrétion change de nature et diminue, nous faisons mêler de l'eau ordinaire à l'eau du bain dans la seringue, opération qui diminue, atténue la stimulation produite sur la muqueuse et permet au mal de disparaître insensiblement au bout de six ou huit jours.

Dans les maladies syphilitiques des testicules, nos eaux aident puissamment à l'action des médicaments spécifiques ; nous avons vu plusieurs cas de sarcocèle syphilitique guéris par ces deux modes de traitement combinés, après avoir résisté aux médicaments employés seuls.

Chez la femme, nous avons vu souvent diverses affections utérines largement amendées ou guéries par le traitement à Cauterets. D'abord, il arrive souvent que des personnes atteintes de dysménorrhée et même d'aménorrhée voient reparaître leurs règles d'une manière normale, que cette difficulté ou cette absence fonctionnelle tienne à un accident ou bien à un état d'anémie, ou bien encore à des congestions chroniques lointaines (comme la congestion pulmonaire, etc.). Dans ces derniers cas, cependant, il est quelquefois difficile et même imprudent de rechercher trop activement le flux menstruel, parce que les malades, déjà fatiguées, épuisées même, par l'affection dominante, n'auraient plus assez de ressort pour supporter sans inconvénients sérieux une perte de sang, si faible qu'elle soit. Il n'en est pas moins vrai que, dans certains cas de ce genre, si par exemple la malade n'est pas dans un degré d'anémie avancé et si son affection lointaine nécessite absolument une dérivation du côté de l'utérus, le traitement hydrominéral intus et extra peut rendre de très grands services. En général, dans ce cas-là, c'est la méthode révulsive qui est la plus efficace, quoique l'action des eaux sulfureuses employées à l'intérieur isolément suffise parfois à congestionner l'utérus et à débarrasser les autres organes malades ; la réunion du traitement externe et du traitement interne est parfois nécessaire.

Le catarrhe chronique de l'utérus, l'état granuleux du col et même les ulcérations que l'on y voit si fréquemment sont très améliorés ou guéris par nos eaux (le Petit Saint-Sauveur, les Œufs, la Raillère, le Rocher). C'est surtout quand ces divers états sont simples qu'ils sont faciles à guérir. Il n'en est pas de même quand ils sont liés à une diathèse ; dans ces conditions, le traitement doit être bien plus long pour devenir efficace. Ainsi, les leucorrhées scrofuleuses et surtout les tuberculeuses sont généralement très tenaces et sujettes à récidives ; celles qui tiennent à l'anémie simple vont plus vite. Quant à celles qui résultent de déplacements de l'utérus, c'est tout juste si on peut les pallier pendant quelques semaines, la cause productrice étant permanente.

Les granulations exigent des soins particuliers dans certains cas : lorsqu'elles sont nombreuses ou avancées dans leur marche, il est nécessaire de les toucher au nitrate d'argent, afin d'exercer sur elles une action substitutive énergique dès le début, ce qui rend l'action des eaux bien plus rapide. Pour les ulcérations, il convient également de les cautériser deux ou trois fois au début de la cure ; il est encore préférable que ces soins aient été administrés avant le départ, c'est-à-dire avant la saison thermale. Cependant les ulcérations d'origine syphilitique ne nécessitent pas aussi souvent la cautérisation : nous avons remarqué que le traitement spécifique et la médication hydro-sulfureuse suffisent pour les faire disparaître. Nous avons vu quelquefois les ulcérations exaspérées par les traitements locaux à l'aide de nos appareils.

Il faut s'occuper de l'état diathésique, quand il existe. Ainsi les granulations qui tiennent presque constamment à la diathèse herpétique doivent être traitées avec cette pensée qu'elles sont une manifestation constitutionnelle. Il faut aussi chercher à relever les forces de la malade, qui sont toujours plus ou moins entamées. Enfin l'état local demande des prescriptions spéciales. Le traitement général interne consistera donc dans l'ingestion de nos eaux les plus dépuratives, Mauhourat en tête, la Raillère assez souvent, les Espagnols et César plus rarement

(excepté cependant dans les cas d'infection syphilitique).
En bain, le Rocher, la Raillère, le Petit-Saint-Sauveur
rendent de vrais services, surtout si l'eau du bain peut
être introduit dans le vagin par un spéculum à jour (dont
se servent quelques médecins de Cauterets) ; les douches
locales tempérées, fraîches ou un peu chaudes, selon le
cas, détergent la muqueuse du col, exercent une action
substitutive directe et même quelquefois une action con-
gestive passagère qui peut avoir son utilité dans certains
cas ; les douches en cercle autour du bassin ou bien les
douches hypogastriques sont plutôt résolutives ; il en est
de même des douches générales, tempérées ou écossaises,
qui activent la nutrition de la peau, favorisent la fonction
circulatoire générale et aident aux mouvements critiques.

Nous avons eu à traiter plus d'une fois le catarrhe
vésical à Cauterets. Certains malades sont atteints de
cette affection démoralisante à la suite de gravelle urique,
les autres à la suite d'une cystite aiguë, qui n'a pu être
entièrement guérie. Dans ce dernier cas, nous faisons
boire l'eau de Mauhourat à doses assez élevées, mais
battue, aérée et refroidie, afin que l'élément sulfureux
soit éliminé autant que possible et que le malade, au lieu
de subir l'action substitutive de cet élément, ne se res-
sente que de l'action diurétique et dépurative des éléments alcalins. Nous accompagnons les ingestions d'eau
de douches en cercle tempérées un peu fraîches (20°)
sur le bassin et même de douches périnéales quand il y
a sensibilité exagérée du col de la vessie ; en même

temps, nous administrons des bains tempérés, prolongés, au Rocher ou au Petit-Saint-Sauveur (30 à 34°). Dans d'autres circonstances et pour les cas de même nature, au lieu de prescrire la douche locale en cercle, qui ne convient pas également à tous les malades, nous appliquons des douches générales à 33 ou 34 degrés, à jet brisé, portant sur toutes les parties du corps excepté sur le bassin et frappant particulièrement sur la partie supérieure du tronc. Nous avons retiré de bons résultats de ces douches, alternées avec les bains sédatifs de la station, l'eau de Mauhourat étant prise abondamment à l'intérieur. Sous l'influence de ces divers moyens, le spasme douloureux du col s'arrête, le mucus ou le muco-pus en suspension dans l'urine disparaît peu à peu, la miction devient plus abondante et plus facile, la marche fatigue moins le malade ; en un mot, l'affection tend à disparaître.

Lorsque le malade est sous le coup d'une autre affection indiquant surtout les eaux sulfureuses, il faut agir avec la plus grande prudence et se contenter d'essayer, non pas l'eau de toutes les sources, mais la source Mauhourat, d'abord froide et désulférée, puis de plus en plus chaude et sulfureuse jusqu'à la faire prendre avec ses qualités natives. S'il survient la moindre exacerbation du côté de la vessie, on revient immédiatement à la même eau, froide et désulférée. En résumé, l'eau de Mauhourat, prise en abondance, est rapidement absorbée grâce à son coëfficient endosmotique, et elle augmente très promptement la quantité des urines ; les bains tempérés augmentent également la pression sanguine et par suite la sécrétion rénale, que favorisent encore les douches sédatives appliquées en cercle autour du bassin ou sous le périnée. L'urine, en se renouvelant plus souvent, devient plus claire et l'irritation sur la muqueuse vésicale est atténuée d'autant. D'autre part, l'action révulsive des grandes douches portant sur l'enveloppe cutanée (en évitant le bassin) diminue l'état inflammatoire de la vessie.

Lorsque l'état catarrhal de la vessie tient à la présence de graviers ou au passage d'urines épaisses, l'eau de Mahoural agit encore très efficacement. L'émission des urates est en pareil cas surprenante, ils forment ordinairement au fond du vase un dépôt abondant et rougeâtre. A mesure que ces produits de dénutrition sont éliminés, la masse du sang, ainsi débarrassée, reprend ses qualités naturelles et les reins reviennent à la sécrétion d'une urine normale. Quelquefois, pendant le traitement, il y a expulsion de véritable petits calculs ; ce phénomène effraie les malades, mais l'amélioration rapide qu'ils constatent dans leur état les rassure bientôt. L'an dernier, un de nos malades (de Bordeaux) venu pour une bronchite catarrhale et sujet à la gravelle, fut pris de violentes coliques néphrétiques au bout de quelques jours de traitement et rendit un calcul gros comme la réunion de deux pois chiches. Prévenu de sa disposition diathésique, nous l'avions soumis au traitement par l'eau de Mauhourat seule. Il partit guéri de sa bronchite et ayant des urines très limpides.

Les bains prolongés, au Rocher ou au Petit Saint-Sauveur, les douches tempérées ou écossaises, portant sur tout le corps et en particulier sur la région lombaire, complètent le traitement par l'eau de Mauhourat.

La médication sulfo-alcaline réalise ainsi chaque année de grandes améliorations et de nombreuses guérisons du côté des organes génito-urinaires.

De quelques inflammations et congestions chroniques, viscérales et autres. — Dans un grand nombre d'affections de ce genre, la résolution ne s'opère pas d'une manière complète et, alors même que tout travail inflammatoire a cessé, il reste encore souvent dans les tissus qui ont été frappés des altérations persistantes qui troublent leurs fonctions. Ces états congestifs sont généralement constitués par une pléthore humorale, un affaiblissement de l'innervation viscérale avec diminution de tonicité dans les vaisseaux capillaires. On les remarque assez souvent dans le cerveau et dans la moëlle épinière, dans les poumons, dans le foie, la rate, les reins, la vessie, l'utérus, etc.; ils sont caractérisés par de la faiblesse, du dépérissement, de la dyspepsie, de la constipation habituelle, la mobilité nerveuse, l'impressionnabilité de la peau, de la tension et de la pesanteur dans l'organe hypérémié. Ces hypérémies ont encore comme expression la dyspnée, les palpitations ; la dysménorrhée, la leucorrhée, les déviations utérines et par suite la stérilité ; des névralgies, des paralysies plus ou moins complètes, des étourdissements, des aberrations mentales, des hémorrhoïdes , avec toutes les conséquences de la suppression ou de l'abondance de leur écoulement.

Nous avons déjà parlé de quelques-unes de ces affections chroniques en parlant de la bronchite , de l'uréthrite, du catarrhe vésical, des affections non organiques de la matrice , des rhumatismes , etc. Nous allons présenter des observations rapides sur quelques autres états de ce genre frappant sur divers organes ou membranes.

Nous parlerons d'abord de la *Congestion chronique des poumons et de la pneumonie chronique.* On rencontre ces deux états pathologiques plus souvent qu'on ne le pense en général. En ce qui nous concerne, nous en avons observé un certain nombre, non pas seulement de ceux qui accompagnent les évolutions ultimes de la tuberculose, mais de ceux qui suivent une inflammation aiguë des poumons, une simple congestion ou une bronchite. Nos eaux ont , en pareil cas , une influence curative étonnante ; il est à remarquer , en effet , que c'est sur les maladies qui affectent l'appareil respiratoire qu'elles exercent le mieux leur action , tant au point de vue de la rapidité que sous le rapport de la netteté ; c'est justement là ce qui explique les secours qu'on est en droit d'en attendre même dans la phthisie , car , dans cette terrible affection , elles s'adressent en effet aux tissus qui entourent le tubercule , non point à ce dernier. En général , pour ne pas dire toujours , ces états chroniques (congestion et pneumonie) sont liés à une diathèse , particulièrement à la scrofule et à l'herpétisme.

Observation. — M......, de Nantes, 42 ans. Saison de 1870. Le malade, d'un tempérament lymphatique accentué, mais robuste, a eu la scarlatine, plus tard la fièvre rémittente bilieuse à Madagascar (1854), puis des coliques sèches à Gorée la même année, puis en 1855 une pneumonie à gauche ; en 1860, pneumonie à droite. Depuis cette époque, M. X... a toujours été gêné dans sa respiration, il a eu l'haleine très courte, s'est facilement et souvent enrhumé, son appétit a diminué, son sommeil est devenu mauvais, il a contracté une grande tendance aux sueurs profuses, son faciès est injecté. Il y a des alternatives de repos relatif et d'exacerbation dans son état. A son arrivée, coryza chronique dans la partie postérieure des fosses nasales, rougeur accentuée pharyngo-laryngienne, sans aucunes granulations, submatité dans l'étendue des deux poumons, matité à la partie inférieure du poumon droit, râles à grosses bulles dans ce dernier point, accompagnés de souffle tubaire et de bronchophonie très marquée, respiration rude avec bulles très fines, rares, disséminées dans le reste de la poitrine ; toux quinteuse, grasse, fréquente dans le jour ; crachats opaques, jaunes verdâtres, nummulaires ; douleurs névralgiques ambulantes autour du thorax, traces de cautère au bas du côté droit, sommeil mauvais, appétit très mauvais, froid continuel aux pieds, sueurs nocturnes. Il n'existe aucun antécédent tuberculeux dans la famille. Traitement : bains de gorge à la Raillère, doses graduelles pour boisson à la Raillère et à Mauhourat, allant au maximum à un verre et quart de chaque source ; bains sédatifs au Petit-Saint-Sauveur pour commencer, puis bains à la Raillère, enfin demi-bains de 20 minutes à César, suivis d'immersion complète (de 10 minutes) ; à la fin du séjour, bains de totalité à la même source, suivis d'une petite douche de cabinet, tempérée, à jet brisé ; le soir, pendant toute la cure, pédiluve de 5 minutes à César. Au départ, les bulles disséminées ont disparu, les grosses bulles du côté droit sont remplacées par des craquements humides peu nombreux ; l'expectoration est muqueuse, blanche, aérée, rare ; la toux est considérablement diminuée ; le malade dort, il mange bien, il n'est presque pas essoufflé.

En 1871, il revient nous voir, il a passé un bon hiver, pendant lequel, sur notre avis, il a fait deux saisons complémentaires de 20 jours avec l'eau emportée de la Raillère. La respiration s'est bien améliorée : il ne reste plus dans la partie inférieure droite que de la submatité et quelques petits craquements secs dans les grandes inspirations ; on y entend le murmure vésiculaire, qui est cependant plus faible qu'à l'état normal ; un ou deux gros crachats au réveil, sommeil et appétit bons, habitude extérieure satisfaisante (le malade a pris de l'embonpoint). La coryza chronique et l'irritation pharyngo-laryngée ont disparu. Traitement maximum de l'eau en boisson, deux verres et demi par jour ; bain de gorge et bains de corps à la Raillère (par 1/2 bains suivis d'immersion complète) ; puis bains de totalité, seulement, à la même source : puis bains à César. Les bains à César, au nombre de six, sont accompagnés d'une grande douche tempérée de 10 minutes, à jet bien brisé, répandue sur tout le corps et terminée par le jet plein sur les pieds. Le malade nous quitte parfaitement guéri. (Malade envoyé par M. le docteur Poisson de Nantes) M..., qui existe encore, se porte très bien.

Dans la pleurésie chronique, nos eaux favorisent essentiellement la résorption des épanchements, à la condition qu'il n'y ait pas en même temps de mouvement fébrile accentué. Nous ne parlons pas ici de la fréquence du pouls causée par la gêne cardiaque et pulmonaire, mais bien d'un état pyrétique réel. L'eau en boisson ou le traitement externe administré isolément nous ont paru agir d'une manière insuffisante, leur concours amène au contraire des résultats satisfaisants ; cependant nous avons vu des épanchements peu amendés par la cure. Lorsque les deux feuillets de la plèvre sont adhérents et qu'un état inflammatoire à forme chronique siège sur cette adhérence et sur la couche superficielle des poumons, le traitement amène une révolution prompte de cet état inflammatoire et le retour d'une amplitude respiratoire plus complète.

Altérations du sang. — Nos eaux aident puissamment à la guérison de l'anémie et de la chlorose, seules ou associées au fer et aux antispasmodiques. Nous l'avons déjà dit en parlant des imminences morbides, nous n'y reviendrons pas. Nous avons vu, d'autre part, quels services elles peuvent rendre aux malades qui sont sous

le coup d'une intoxication mercurielle, plombique, arsenicale, etc. Nous renvoyons le lecteur à l'article
syphilis, dans lequel nous en avons parlé.

Dans le diabète, nous avons constamment échoué; il
nous est même arrivé de voir l'état des malades s'aggraver
ou rester stationnaire, quelles que fussent la forme de la
maladie et les combinaisons de traitement. Les douches
paraissent surtout exaspérer la maladie.

Dans l'albuminurie, au contraire, nous avons obtenu
des résultats qui, pour n'être pas définitifs, méritent
cependant d'être notés. Sous l'influence des traitements,
la nutrition générale se relève, les mouvements fluxion-
naires que les douches, surtout les douches écossaises,
provoquent sur la peau et dans les organes internes
d'une manière alternative, rétablissent une certaine
harmonie dans les fonctions de l'organisme et les reins
laissent passer moins d'albumine. Nous avions encore,
l'été dernier, un malade qui s'était bien trouvé de son
traitement en 1877 et qui revenait chercher les mêmes
résultats en 1878, après avoir vu son albumine augmenter
à la suite de travaux excessifs.

Maladies du système nerveux. — Dans les congestions récentes de la moëlle, à la suite desquelles il reste
un certain degré de chronicité, nos eaux appliquées à
l'extérieur agissent très bien; pour nous, c'est le
mécanisme hydrothérapique (douche) qui réalise l'amélioration. Dans l'inflammation chronique rhumatismale
des enveloppes de la moëlle, le traitement interne doit

avoir sa part d'action. Nous avons fortement amélioré un cas de ce genre, en 1873.

Gigot-Suard a écrit que les eaux de Cauterets modifient avantageusement les paralysies cérébrales de cause rhumatismale et par épuisement nerveux.

Quant aux névralgies et à l'état névropathique, ils sont puissamment modifiés , amendés et même guéris par le traitement de Cauterets , quand une maladie organique ou la compression permanente du nerf malade n'existent pas. Les affections nerveuses *a frigore* sont plus facilement guéries que celles qui sont liées à un état diathésique. Parmi ces dernières , les névroses herpétiques nous paraissent dans l'ensemble moins rebelles que les autres ; il en est de même de celles qui dépendent de la syphilis, mais à la condition que le traitement spécifique accompagne la cure thermale.

Affections chirurgicales. — Nos sources tout aussi bien que celles de Barèges sont aptes à guérir les plaies, à amener la cicatrisation des ulcères rebelles, à résoudre les engorgements articulaires à la suite d'entorse , de coxalgie ou de luxations , à éliminer les séquestres dans les vieilles fractures compliquées et dans les caries chroniques ; les sources de César et des Œufs , notamment , sont souvent utilisées contre les luxations anciennes , contre les accidents qui suivent ordinairement les vieilles fractures et contre les inconvénients qui résultent des fausses ankyloses qui surviennent à la suite d'arthrites. Un grand nombre de plaies chroniques sont sous la dépendance de la scrofule , quelques-unes sous celle de la syphilis ; il ne faut pas s'étonner qu'en pareil cas nos sources, qui sont employées dans le traitement de ces diathèses, puissent réussir d'une manière générale ; ce sont nos eaux modérées ou faibles qui réussissent le mieux dans ces conditions (Pauze-Vieux , la Raillère , le Rocher , Saint-Sauveur et Rieumizet) les sources fortes sont plutôt propres à relever les forces et à régulariser les fonctions de l'organisme qu'à être employées localement, car elles irritent les plaies, le plus souvent.

L'an dernier, nous avons vu deux cas intéressants. Le premier malade , d'un tempérament scrofuleux , avait eu une entorse 17 mois avant de venir à Cauterets ; malgré les soins les plus entendus et les plus persévérants, il survint un engorgement de l'articulation tibio-tarsienne, avec douleur intense , impossibilité de mouvoir le pied et de la fièvre ; cette tumeur s'est ulcérée , un trajet fistuleux s'est formé. A force de soins , le médecin traitant cicatrise le trajet fistuleux, puis il nous envoie le malade. A l'arrivée , nous constatons que le malade souffre au moindre choc et qu'il ne peut mouvoir son pied. Il boit à César trois verres par jour, prend des bains suivis d'une douche générale, qui dans les premiers jours n'intéresse pas les articulations malades , puis l'intéresse dans le jet d'ensemble et enfin s'applique surtout sur le pied. Après 24 jours de traitement , les mouvements se rétablissent , la douleur est insignifiante , le malade peut marcher , mais nous lui recommandons la plus grande circonspection (Docteur Ardouin, de Pons, Charente-Inférieure).

L'autre malade est un enfant ultra-lymphatique, âgé de 12 ans. Il vient d'avoir pendant l'hiver précédent une pneumonie à forme aiguë, qui intéressa graduellement les deux poumons et causa une fièvre très intense, et dont la résolution fut très longue à obtenir. Avec cela, scoliose de la colonne vertébrale, sternum bombé en forme de tranchant comme la proue d'un navire, le cœur dépassant le volume normal de cet âge et ayant sa pointe sur la ligne médiane ; enfin, dans le mois qui précéda l'arrivée à Cauterets, abcès de la 5me côte gauche, au devant du cœur. Après 25 jours de traitement (eau de la Raillère, puis de Mauhourat, puis des Œufs, bains à César suivis d'une douche de cabinet, tempérée, variant de 10 à 15 minutes), la colonne vertébrale est redressée, le sternum reprend sa forme accoutumée, quoique encore légèrement bombé ; le cœur bat sur la gauche de la ligne médiane, la pointe se fait sentir à sa place normale. C'est un des cas les plus étonnants que nous ayons jamais vus, tant par la rapidité que par la netteté avec laquelle nos eaux ont accompli cette cure. (Docteur Mauny, de Mortagne-sur-Gironde).

Parmi les appareils qui bénéficient le plus de la cure thermo-sulfureuse, il faut citer l'appareil auditif. Il nous est arrivé bien souvent de guérir des catarrhes du tympan, des otites chroniques scrofuleuses sans perforation du tympan, des eczémas du conduit auditif externe, l'inflammation chronique des glandes cérumineuses, qui cause l'engouement cérumineux récidivant. On obtient une amélioration plus ou moins grande dans les autres cas ; mais on ne les guérit pas (il faut ranger dans cette catégorie l'otite scrofuleuse suivie de la perfortation du tympan).

Le traitement général joue certainement un rôle important dans le traitement de ces affections, surtout quand elles sont liées à l'herpétisme ; mais le traitement révulsif sur la peau, sur les pieds particulièrement, et les injections fréquemment rénouvelées rendent encore plus de services. Les injections sont faites par le conduit auditif externe quand la maladie intéresse ce conduit et la face externe des tympans, ou même quand la face interne de ces membranes est affectée ; les injections par les trompes d'Eustache conviennent dans les affections de l'oreille moyenne où l'eau sulfureuse est indiquée.

CONCLUSION

Nous résumerons tout ce qui vient d'être dit dans ce travail en disant que les eaux de Cauterets ont une action curative très prononcée dans un certain nombre de maladies chroniques et dans les imminences morbides qui aboutissent à la phthisie ; nous ajouterons qu'elles peuvent être utilisées avec le plus grand profit dans quelques maladies aiguës, particulièrement la fièvre typhoïde, et nous convions nos confrères à continuer les expériences de M. le docteur Papillaud et les nôtres.

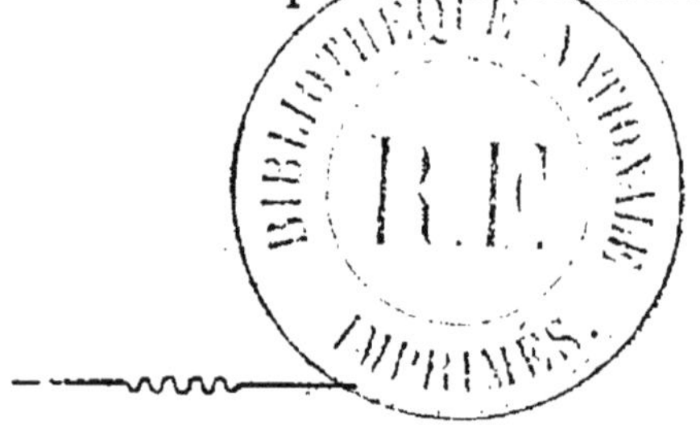

TABLE DES MATIÈRES